Barbara Gassert & Petra Linné

Ein Mann – (k)ein Bauch

Genussvoll den Pfunden den Kampf ansagen

systemed
verlag

Vorwort

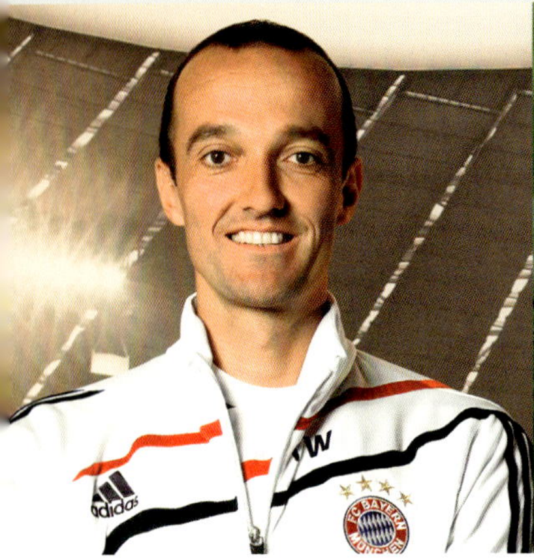
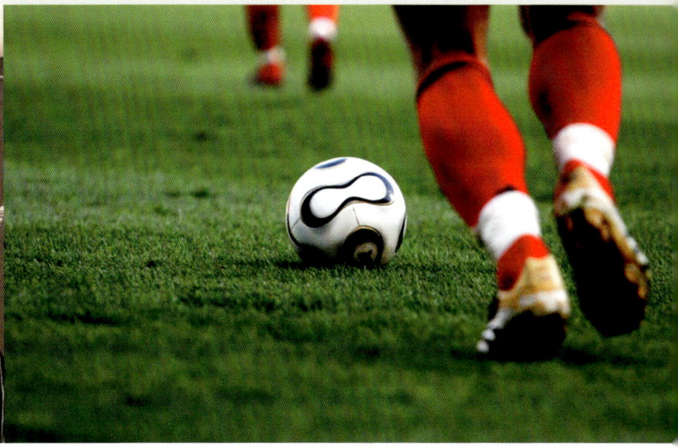

Liebe Leser,

in meinem Beruf habe ich den ganzen Tag mit Top-Athleten zu tun, bei denen sich die Problematik von Übergewicht und Bauchansatz natürlich nicht stellt. Auch der durchschnittliche 20-jährige Mann kennt diese Problematik in der Regel noch nicht. In diesem Alter kommen allein durch den bewegten Lebensstil die Ernährungssünden nicht so zum Tragen. Mit 30 entdeckt Man(n) den ersten Bauchansatz, und mit 40 ist der (Wohlstands-)Bauch bei vielen von uns Männern häufig nicht mehr zu übersehen. Das liegt daran, dass die Bewegung durch berufliche Zwänge häufig zu kurz kommt, die Pastaportionen aber noch immer aus Zeiten sportlicher Höchstleistungen stammen. Selbst ehemalige Athleten haben nun plötzlich mit Figurproblemen zu kämpfen.

Die Lösung ist aber ganz einfach: Entweder Man(n) bewegt sich weiterhin so viel wie in den besten Zeiten oder es ist an der Zeit, die Zusammensetzung der Mahlzeiten zu überdenken. Hierbei kann sich jeder an die Empfehlungen der kohlehydratreduzierten Ernährung nach der

LOGI-Methode halten. Anhand des vorliegenden Buches können Sie sich sofort gute Tipps holen und viele eingefahrene Gewohnheiten aus dem Alltag sinnvoll zum Positiven verändern. Die Gerichte sind lecker und bringen Gesundheit und dauerhaften Erfolg! Sie werden sich schnell wohler fühlen und über mehr Energie und Leistungsfähigkeit verfügen – und das in allen Lebenslagen.

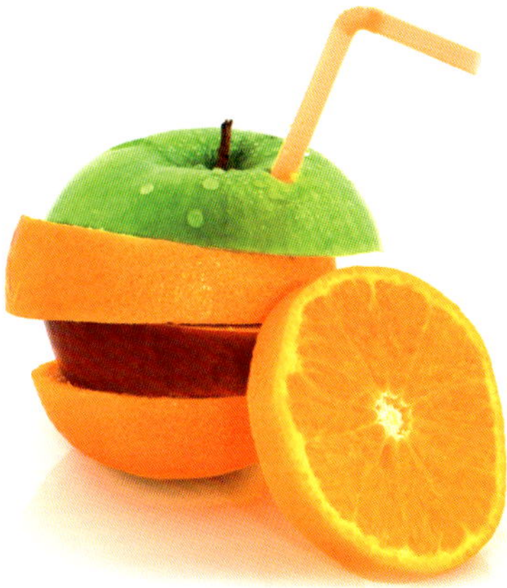

Als Fitnesstrainer liegt mir aber nicht nur Ihre richtige Ernährung am Herzen. Ausreichende Bewegung ist genauso wichtig und für Ihre Gesundheit einfach unerlässlich. Dies gilt nicht nur für Leistungs- und Spitzensportler!
»Ein Mann – (k)ein Bauch« ist der ideale Begleiter für alle modernen Männer. Das Buch ist zum Glück keine langatmige Gesundheitslektüre. Stattdessen zeigt es die alltäglichen »Ernährungsfallen« auf und bringt sie auf den Punkt. Somit können Sie ohne viel Aufwand ein aktives und vor allem ernährungsbewusstes Leben führen – und dies bald wieder ohne Bauch.

Ich wünsche Ihnen viel Spaß bei der Lektüre und maximalen Erfolg bei der Umsetzung Ihrer Ziele.

Ihr Thomas Wilhelmi
Fitness- und Rehatrainer
FC Bayern München

Lieber Leser!

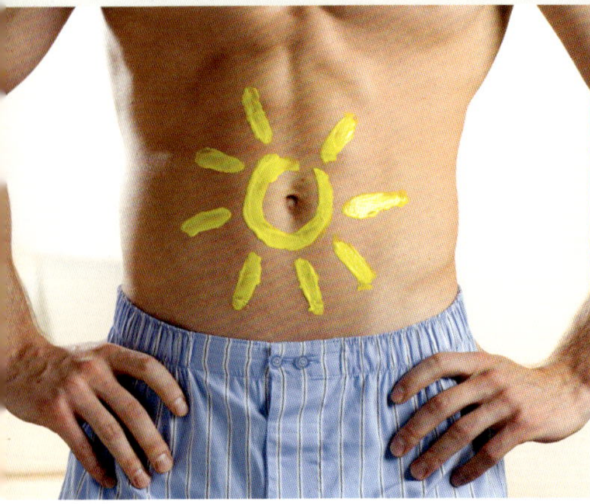

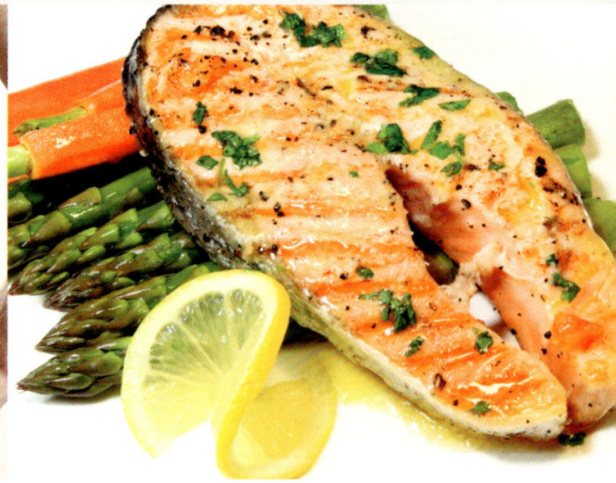

Die Themen Essen und Ernährung gewinnen in der Männerwelt immer mehr an Bedeutung. Lange Zeit war dieser Bereich allerdings vorwiegend weiblich besetzt. Man(n) hat sich damit nicht großartig beschäftigt. Dabei spielt der (Wohlstands-)Bauch des Mannes längst eine zentrale Rolle in der heutigen Gesellschaft. Und die Fallen, die zum Bauchwachstum führen, lauern überall. Doch damit soll jetzt Schluss sein: Ein Mann – kein Bauch, lautet ab sofort Ihr Motto.

Sie haben sich ein ehrgeiziges, aber dank LOW-CARB durchaus realisierbares Ziel gesetzt. Mit »Ein Mann – (k)ein Bauch« halten Sie einen Leitfaden in der Hand, der Sie durch die gängigsten Kohlenhydrat-fallen des Alltags begleitet. Nutzen Sie die beschriebenen Situationen, um sie mit Ihren persönlichen Ernährungsgewohnheiten zu vergleichen und diese Schritt für Schritt zu ändern. Sie werden mit der Zeit ein Gefühl für die wahren Bauchgefahren entwickeln.

Und, liebe Männer, kein Angst! Abnehmen muss nicht zur Qual werden. Sie können sich beim Fußballabend mit den Freunden nach wie vor

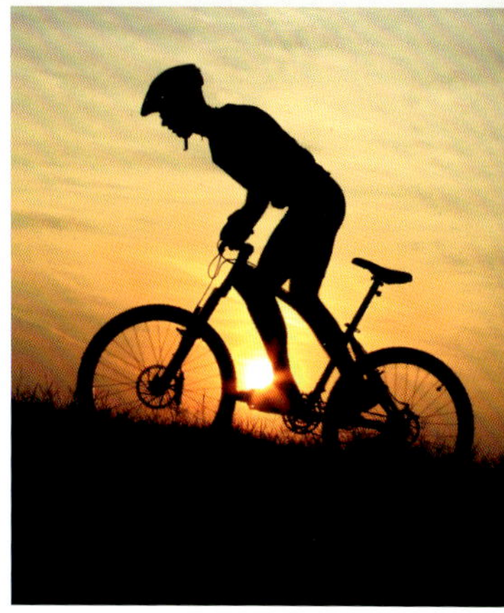

Ihr geliebtes Bierchen gönnen, Sie müssen sich künftig auch nicht stundenlang im Fitnessstudio abmühen, um Ihren Sixpack wieder sichtbar zu machen. Wenn Sie erst einmal wissen, wo Ihre ganz persönlichen Ernährungsfallen lauern, werden Sie mit wenigen Änderungen in Ihrem Ernährungsverhalten und mit ausreichend Bewegung künftig Ihren Gürtel wieder enger schnallen können.

Sich gut zu ernähren muss nicht aufwendig sein. Sie müssen auch kein Sternekoch sein. Dieses Buch bietet Ihnen alltagstaugliche und leicht umsetzbare Rezepte und Tipps: vom Frühstück bis zum Abendessen, vom Geschäftsessen bis hin zum Candle-Light-Dinner. Sollten Sie jedoch keine Lust und/oder Zeit auf die eigene Küche haben, werden Sie auch auf den Speisekarten im Restaurant schnell die »Bauch-Fallen« entlarven lernen. So können Sie auch unterwegs Ihren überflüssigen Kilos den Kampf ansagen

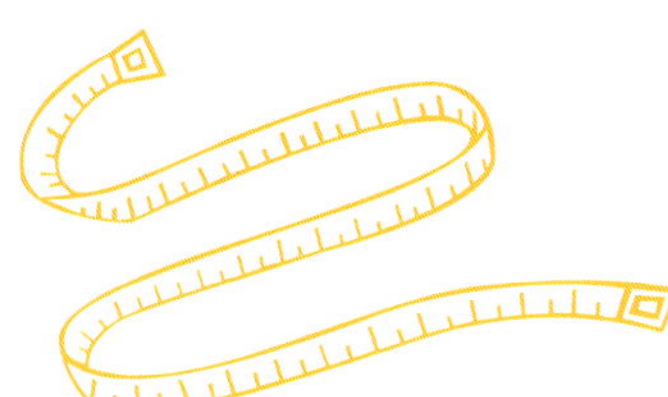

Wir wünschen Ihnen nicht nur viel Spaß beim Schmökern in diesem Buch, sondern vor allem viel Erfolg bei Ihrem Vorhaben: Ein Mann – kein Bauch!

Ihre Barbara Gassert und Petra Linné

Inhalt

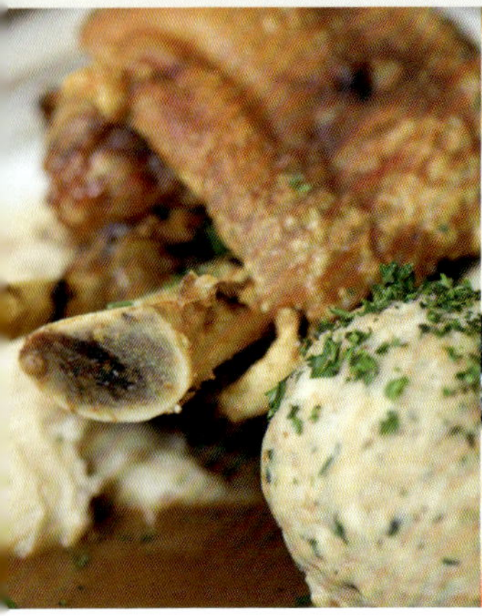

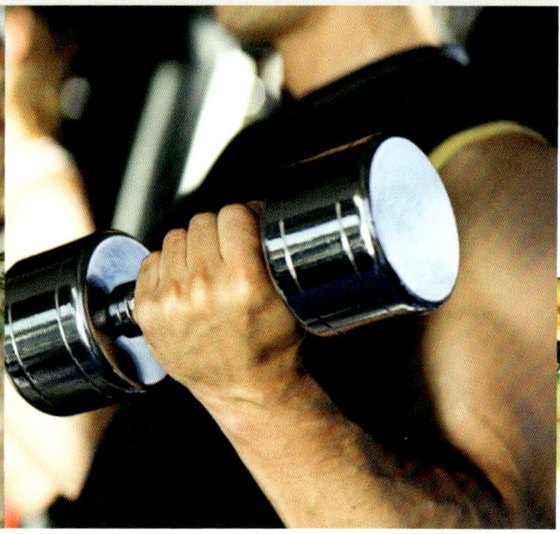

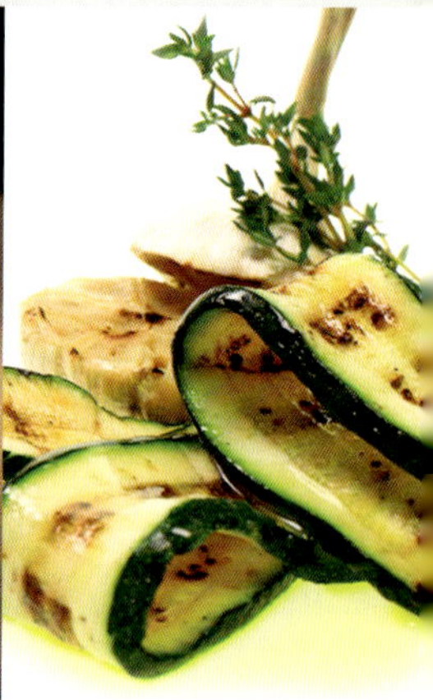

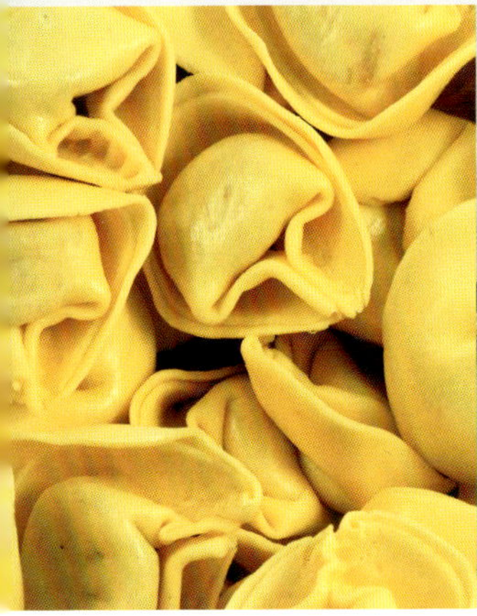

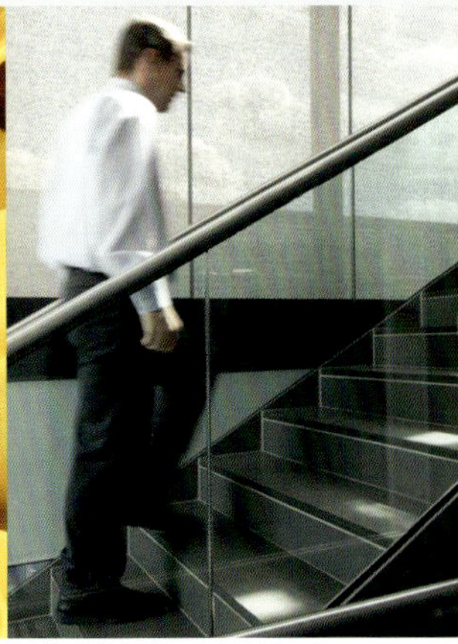

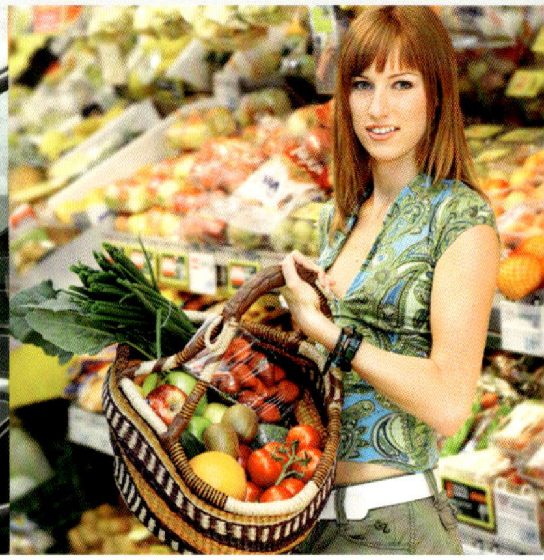

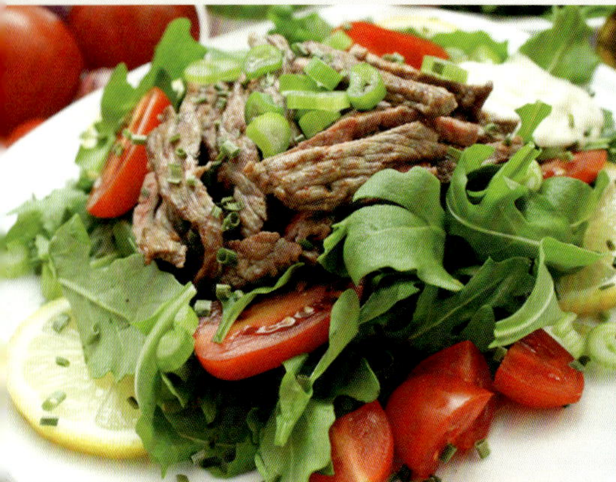
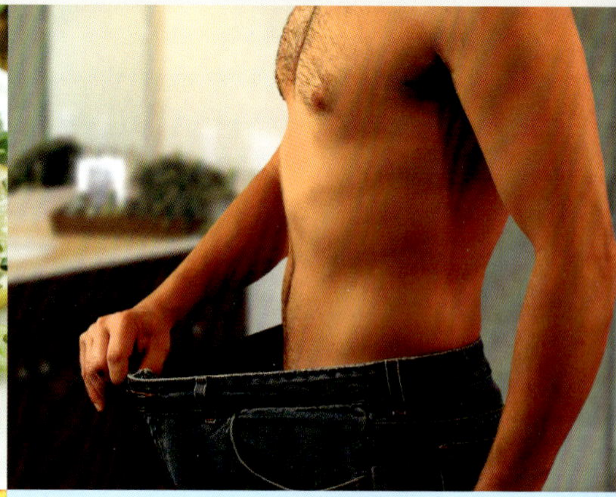
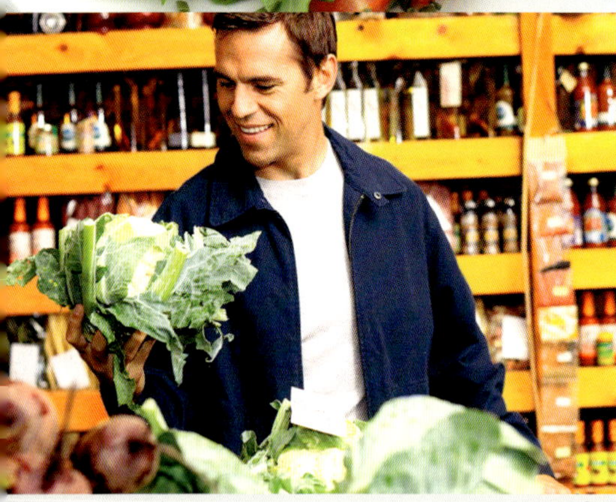
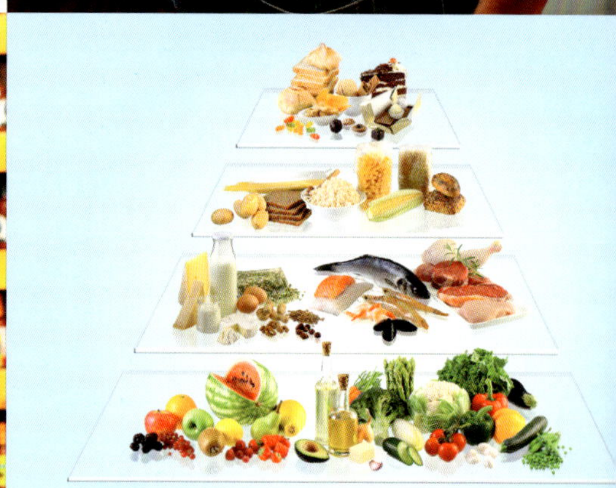

Ein Mann – ein Bauch

Grundlagen für Ihr »Bauch-weg«-Projekt

Ein Mann – ein Bauch

Sixpack oder Wohlstandsbauch

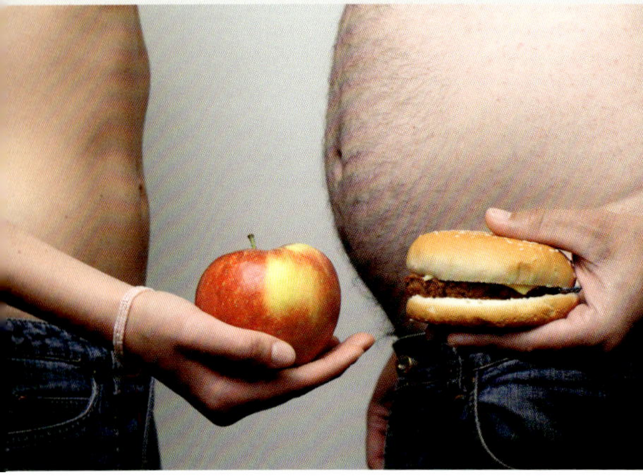

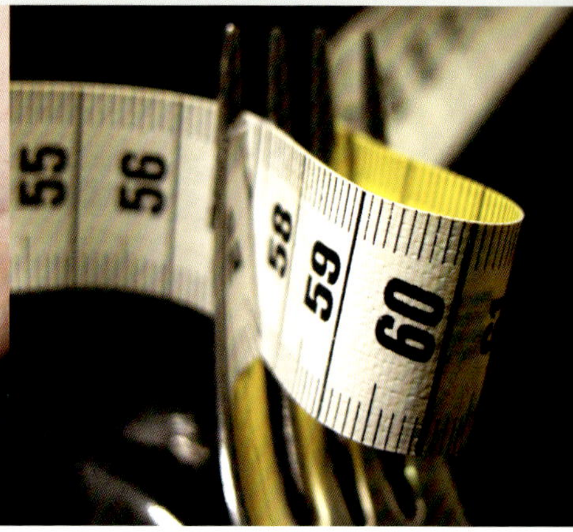

Apfeltyp oder Birnentyp?

In letzter Zeit gerät er bei Ihnen immer mehr in den Mittelpunkt. Erst ist die Hose zu eng, dann spannt das Hemd und zu guter Letzt müssen Sie sogar noch Ihre Knöpfe am Sakko versetzen lassen. Längst hat ***er*** eine herausragende Position eingenommen: Ihr (Wohlstands-) Bauch. Von Ihrem einstigen »Sixpack« ist nicht mehr viel übrig geblieben. In der Medizin spricht man von einer erhöhten Ansammlung viszeralen Fetts. Dies ist die Folge der angenehmen Vorteile unserer Zeit Ihr Auto verbraucht mittlerweile mehr Energie als Sie. Es herrscht Bewegungsmangel bei gleichzeitig großem Kalorienangebot. Genau hierin liegt die Ursache für Übergewicht. Beim Mann sammeln sich diese Pfunde vermehrt im Bauchraum an. Dies wird in der Literatur als sogenannte »Apfelform« bezeichnet. Typisch hierfür sind schlanke Oberschenkel und ein schlankes Gesäß, allerdings zu viel Volumen in der Leibesmitte.

Der Apfeltyp

- Speichert Körperfett in der Körpermitte (Bauch- und Brustbereich)
- Hat eine schlanke Hüfte
- Kommt bei Männern häufiger vor als bei Frauen

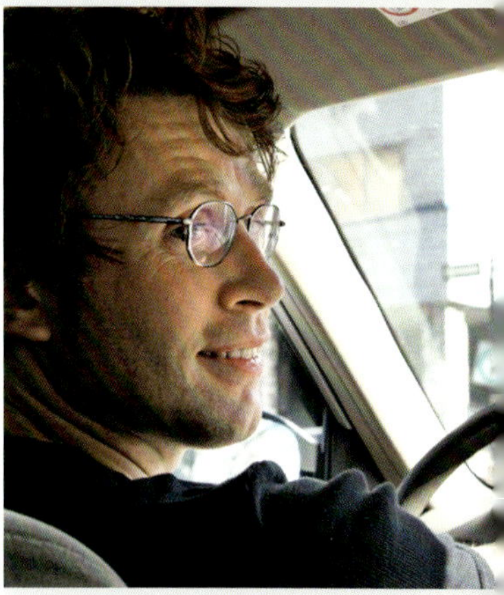

Gesundheitsrisiko »Apfeltyp«

Nicht Übergewicht allein, sondern die Ansammlung der Fettpolster im Bauchraum stellt ein erhöhtes gesundheitliches Risiko dar. Hierbei geht es vor allem um Herz-Kreislauf-Erkrankungen wie Herzinfarkt und Schlaganfall, aber auch um Diabetes mellitus Typ 2. Zu einer exakten ärztlichen Diagnose gehört selbstverständlich ein aussagefähiges Blutbild. Doch selbst die alleinige Betrachtung des Bauchumfangs hat eine hohe Aussagekraft bezüglich des gesundheitlichen Risikos.

Folgende Zivilisationserkrankungen können u. a. durch zu viel Bauchfett begünstigt werden

- Bluthochdruck
- Arteriosklerose
- Herzinfarkt
- Schlaganfall
- Thrombose
- Lungenembolie
- Gallensteine
- Gicht
- Diabetes mellitus Typ 2
- Fettstoffwechselstörungen
- Depressionen
- Erhöhtes Tumorrisiko
- Fettleber
- Nächtliche Atemstörungen

Der Birnentyp

- Speichert Körperfett im Gesäß und an den Oberschenkeln
- Hat eine schlanke Taille
- Kommt bei Frauen häufiger vor als bei Männern

Männerklassen

Die Weltgesundheitsorganisation (WHO) klassifiziert bei Männern folgende Bereiche:

94–102 cm Bauchumfang
erhöhtes Risiko für Herz-Kreislauf-Erkrankungen

>102 cm Bauchumfang
stark erhöhtes Risiko für Herz-Kreislauf-Erkrankungen

Ob aus Eitelkeit oder Gesundheitsvorsorge – Sie sollten sich mit Ihrem Bauchumfang auseinandersetzen.

Den Bauchumfang messen

Kennen Sie Ihre Maße?

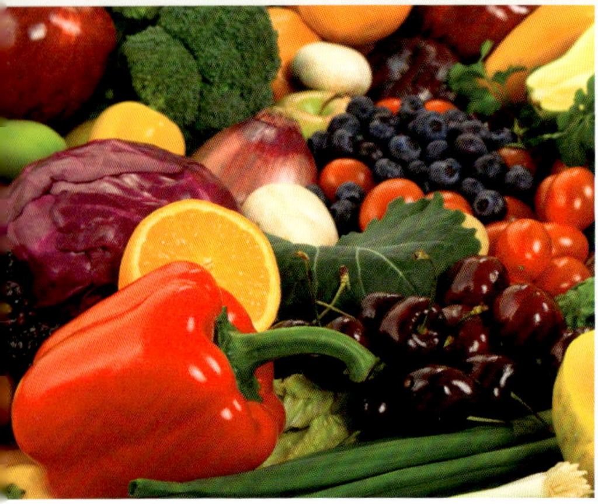

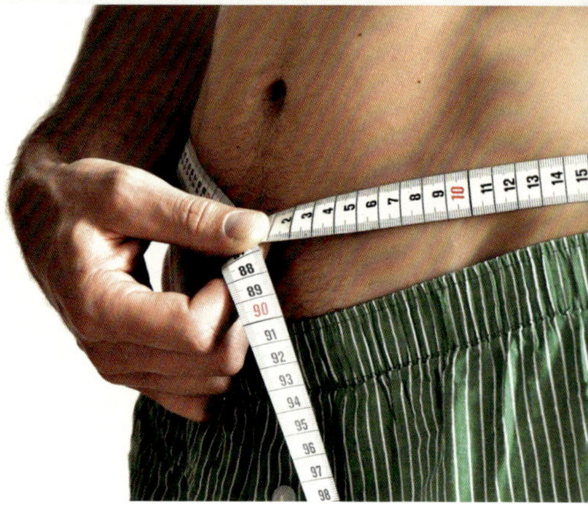

So messen Sie richtig

Stellen Sie sich hin und machen Sie den Oberkörper frei. Eine Messung im Sitzen oder mit einem dicken Pullover verfälscht das Ergebnis zu Ihren Lasten. Fühlen Sie die Stelle Ihres unteren Rippenbogens und dann die Stelle Ihres Beckenkamms. Genau in der Mitte dieser beiden Punkte sollten Sie messen.

Der Bauchnabel ist leider nur eine schwache Orientierungshilfe. Er kann bei übermäßigen Fettpolstern zu weit unten liegen. Führen Sie das Maßband auf der genannten Linie um Ihren Bauch herum. Nun atmen Sie leicht aus, während Sie den Wert am Maßband ablesen. Den Bauch einziehen gilt natürlich nicht.

Messung mit dem Zollstock!

Sie können im Nähkästchen Ihrer Frau und auch in Ihrem Werkzeugkasten kein Maßband finden? Dann nehmen Sie doch einfach den Zollstock, eine Rolle Paketschnur und eine Schere. Legen Sie statt des Maßbandes die Paketschnur um den Bauch und schneiden Sie sie an dem gemessenen Punkt ab. Dann halten Sie die Schnur an den Zollstock und lesen den Wert Ihres Bauchumfanges ab.

Werte bis 94 Zentimeter

Herzlichen Glückwunsch! Ihr Bauchumfang befindet sich im **grünen** Bereich. Auch wenn Sie sich noch nicht mit Fettpölsterchen rumschlagen müssen, können Sie gern anhand der zahlreichen Tipps in diesem Buch Ihre Ernährungsgewohnheiten genauer unter die Lupe nehmen. Vielleicht gibt es ja noch die ein oder andere Mahlzeit, die Sie im Hinblick auf Vitalstoffe optimieren können.

Werte von 94 bis 102 Zentimeter

Sie liegen mit Ihrem Bauchumfang im **gelben** Bereich und tragen bereits ein erhöhtes Risiko im Hinblick auf Herz-Kreislauf-Erkrankungen. Jeder Zentimeter, den Sie verlieren, ist Gold wert. Sie brauchen sich hierfür nicht mit einer Nulldiät zu kasteien. Nehmen Sie die Anregungen des Buches als Ansporn, schrittweise – dafür aber langfristig – Ihre Gewohnheiten zu verändern. Ihr Bauchumfang wird sich mit der Zeit merklich reduzieren.

Werte von über 102 Zentimetern

Angesichts Ihrer Werte von über 102 Zentimetern liegen Sie im **roten** Bereich und tragen ein stark erhöhtes Risiko im Hinblick auf Herz-Kreislauf-Erkrankungen. Sie sollten Ihr Augenmerk auf die Reduktion der Fettpolster im Bauchbereich legen. Leichter gesagt als getan, denken Sie. Womöglich haben Sie durch zahlreiche Hungerkuren mit anschließendem Jo-Jo-Effekt erst Ihre Pfunde angesammelt. Jetzt halten Sie ein Buch in Händen, das Sie schrittweise durch den Alltag mit all seinen Ernährungsfallen begleitet. Lassen Sie sich auf die zahlreichen genussvollen Alternativen ein, und Sie werden sich bald von Ihrem *Waschbär-Bauch* verabschieden.

Bauchumfang geringer als 94 Zentimeter!

Diese Werte gelten für kleine wie für große Männer. Sie ergeben sich aus dem Bauchfett, das die inneren Organe umgibt, und sind daher unabhängig von der Körpergröße.

Die Heißhungerspirale

Kohlenhydrate und Insulin

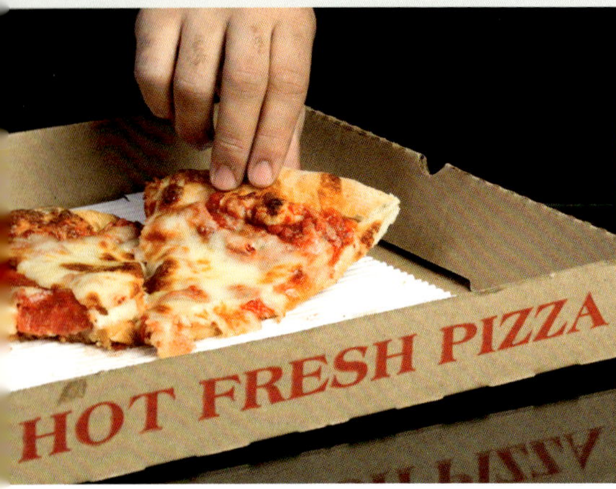

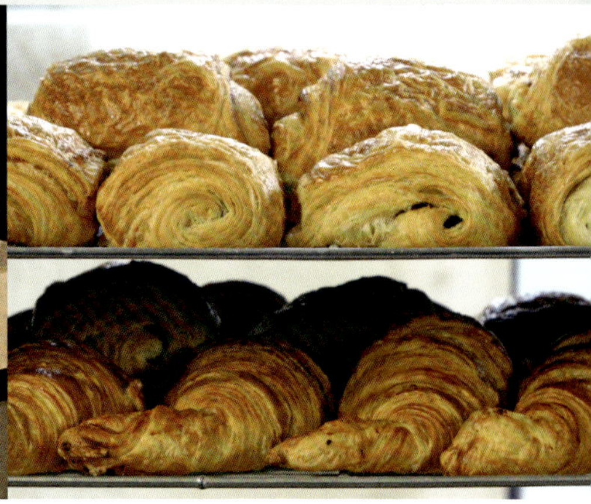

Raus aus der Heißhungerspirale

Sie möchten Ihrem Bauchring konsequent zu Leibe rücken? Sie möchten die Pfunde verlieren und dabei auf keinen Fall hungern? Dann ist es wichtig, dass Sie aus der *Heißhungerspirale* ausbrechen. Sehen Sie sich zuerst einmal an, wie es überhaupt zur Heißhungerspirale kommt.

- Sobald wir Nahrungsmittel mit einem hohen Zucker- bzw. Kohlenhydratanteil essen, erhöht sich unser Blutzuckerspiegel.
- Auf einen erhöhten Blutzuckerspiegel folgt die Ausschüttung des Hormons Insulin aus der Bauchspeicheldrüse. Das Hormon wirkt wie ein Schlüssel an unseren Zellen. Die Zelltüre wird geöffnet und der Zucker kann in der Zelle als Energiequelle genutzt werden.
- Durch die übersteigerte Insulinproduktion sinkt der Blutzuckerspiegel schnell wieder ab. Innerhalb kurzer Zeit verspüren Sie wieder Hunger und greifen zum nächsten zuckrigen Snack.
- Insulin – das Masthormon: Bei übermäßigem Kohlenhydratangebot und gleichzeitigem Bewegungsmangel fördert Insulin die Fetteinlagerung im Fettgewebe und lässt somit den Bauchring von Jahr zu Jahr größer werden.

Bauchringwachstum durch Heißhungerspirale

- Die kurzfristige Sättigung lässt Sie schnell wieder zum nächsten Snack greifen. Über den Tag gesehen summieren sich hier zu viele Kalorien.
- Hohe Blutzuckerschwankungen rufen das Masthormon Insulin auf den Plan, welches Fetteinlagerungen unterstützt.

Gewusst wie!

Sie fragen sich gerade, wie Sie es schaffen sollen, leckere Gerichte zu schlemmen und gleichzeitig das Masthormon Insulin zu meiden? Dies ist ganz einfach! Es kommt auf die schlaue Kombination der Lebensmittel auf Ihrem Teller an: Gemüse und Eiweiß, zubereitet mit wertvollem Pflanzenöl, die untrennbare Kombination, wenn es um lang anhaltende Sättigung und die optimale Versorgung Ihrer 80 Billionen Körperzellen geht.

Bauchringschmelze durch lang anhaltende Sättigung

- Aufgrund der lang anhaltenden Sättigung fallen die vielen kleinen Zwischenmahlzeiten aus, und Sie sparen somit über den Tag hinweg einiges an Kalorien ein.
- Eine optimale Versorgung der Zellen mit Energie lässt Sie aktiver sein und fördert durch einen angekurbelten Fettstoffwechsel die *Bauchringschmelze*.

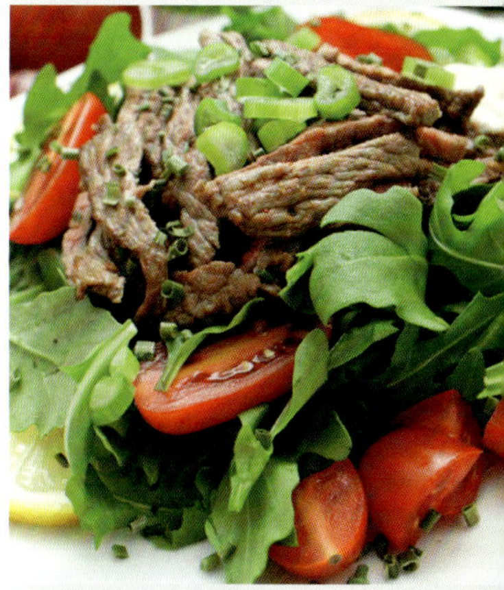

Heißhungerspirale

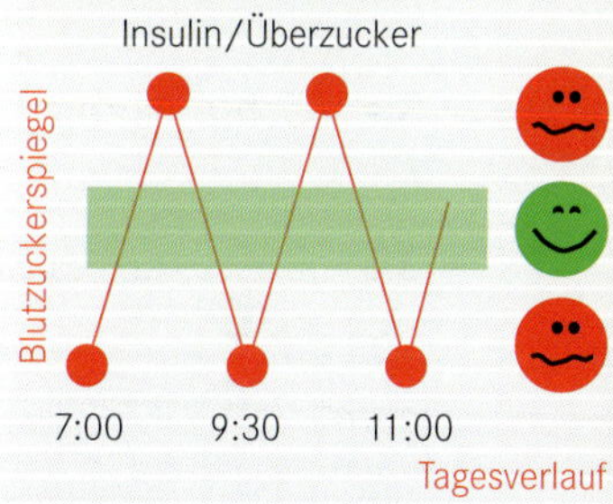

Sie fühlen sich unwohl, da Sie entweder eine Über- oder Unterzuckerung erleben.

Lang anhaltende Sättigung

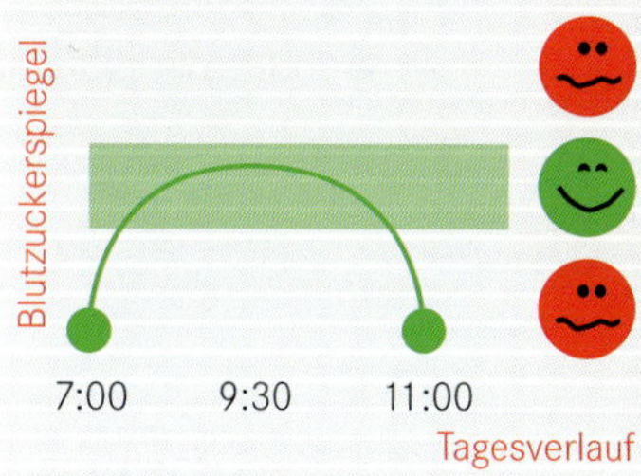

Sie fühlen sich wohl, da Ihr Blutzucker im idealen Bereich liegt und Ihr Körper optimal versorgt wird.

Die LOGI-Pyramide

Einfach anders essen

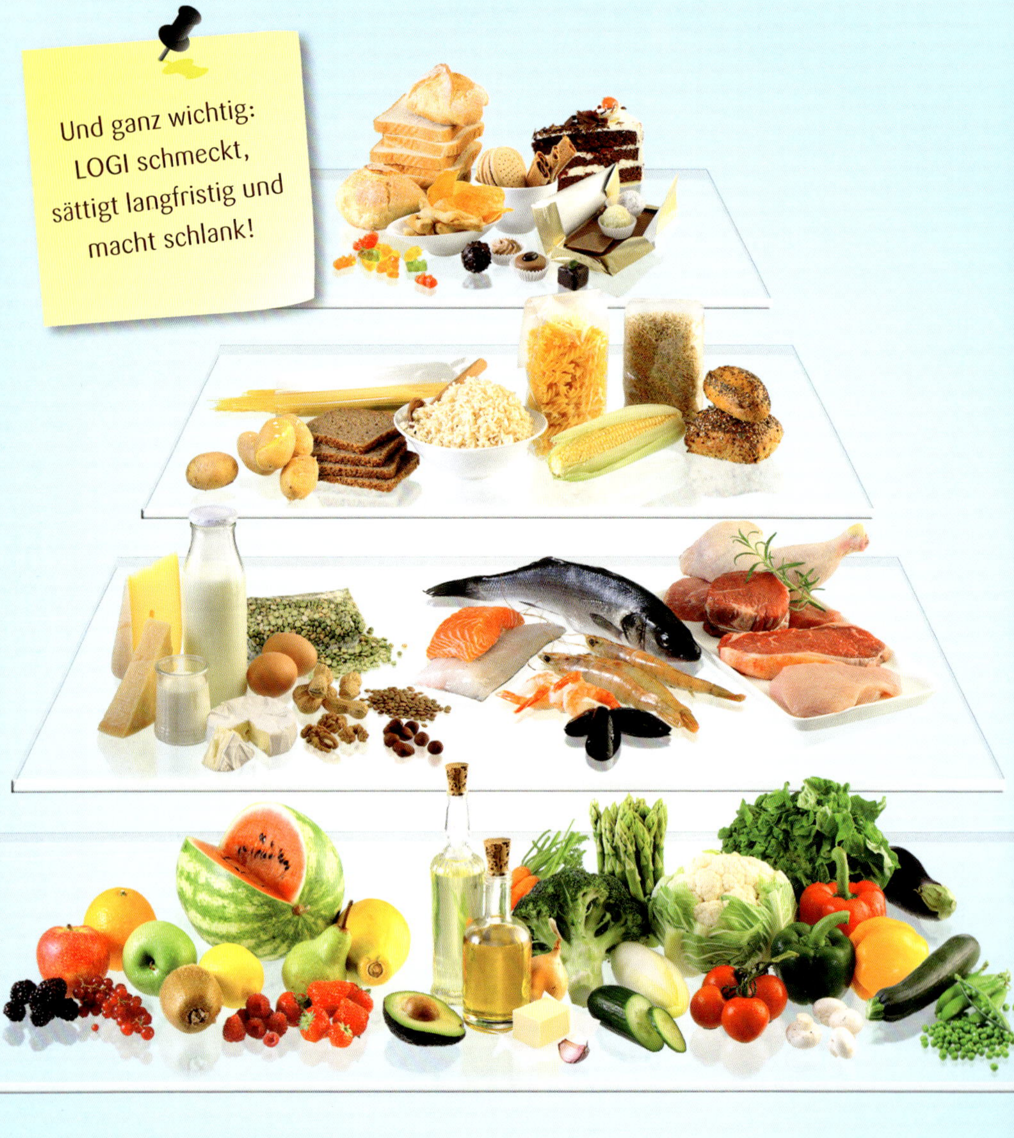
Und ganz wichtig:
LOGI schmeckt,
sättigt langfristig und
macht schlank!

Die LOGI-Pyramide nach Dr. Nicolai Worm, 2009, aus »Die LOGI-Methode: Glücklich und schlank«, systemed Verlag, ©systemed Verlag

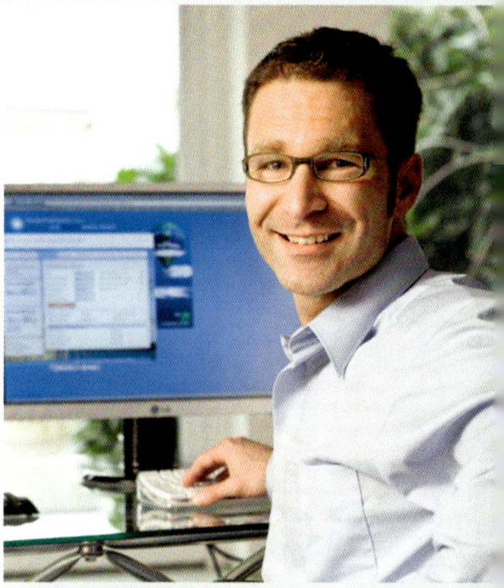

Was heißt LOGI?

LOGI ist eine auf wissenschaftlichen Erkenntnissen basierende Ernährungsmethode, die bei der Auswahl der Speisen kohlenhydratarme Varianten bevorzugt. Sie wird daher zu den *Low-Carb-Ernährungsformen* gezählt. LOGI steht für ***Lo****w* ***G****lycemic and* ***I****nsulinemic Diet.* Dies bedeutet, dass Mahlzeiten nach der LOGI-Methode aufgrund des niedrigen Kohlenhydratanteils den Blutzuckerspiegel und die damit zusammenhängende Insulinausschüttung nur in geringem Maße ansteigen lassen. Und damit geraten Sie nicht so schnell in die Heißhungerspirale.

Die LOGI-Methode ist keine Diät, sondern eine Lebensform

Sie ist nicht auf einen schnellen Gewichtsverlust ausgelegt. Die Gesundheit des Einzelnen steht bei LOGI im Vordergrund. Wer auf LOGI-Ernährung umstellt, erfährt in der Regel keinen raschen Gewichtsverlust, die Gewichtsabnahme ist jedoch kontinuierlich und dauerhaft. Es gibt keine lästigen Jo-Jo-Effekte wie bei üblichen Diäten.

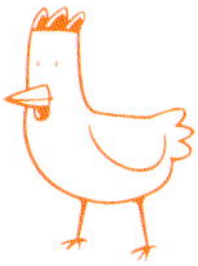

Die Ernährungsempfehlungen dieses Buches basieren auf der Ernährungspyramide der LOGI-Methode.

Die Eckpfeiler von LOGI

- Gemüse, Obst und gesunde Öle bilden die Basis der *LOGI-Ernährung.*
- Alle Speisen sind reich an Ballaststoffen, Vitaminen und Mineralstoffen.
- Eiweißreiche Nahrungsmittel, wie z. B. Fisch, mageres Fleisch, Milchprodukte oder Eier, gehören zu jeder Mahlzeit dazu.
- Kohlenhydrathaltige Lebensmittel, wie Vollkornprodukte aus Brot, Nudeln, Reis und Kartoffeln machen etwa 20 % Ihrer Speisen aus.

Essen und genießen

Nach der LOGI-Pyramide

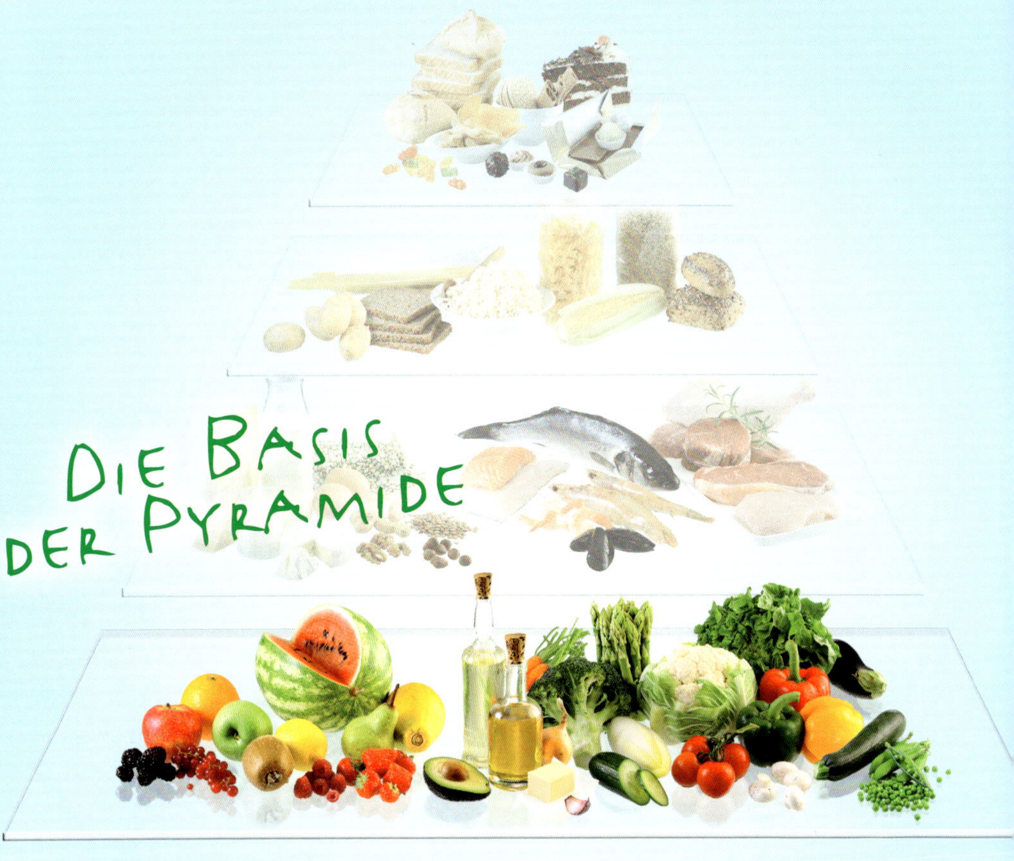

Oft genießen: Gemüse, Obst und gutes Öl

Die Lebensmittel auf der untersten Stufe der LOGI-Pyramide dürfen und sollen Sie oft zu sich nehmen. Die Weltgesundheitsorganisation und auch die Deutsche Krebsgesellschaft empfehlen fünf Portionen Gemüse und Obst am Tag. Den Schwerpunkt bildet hierbei das Gemüse mit mindestens drei Portionen täglich, Obst dürfen Sie zweimal am Tag genießen. Eine Portion bemisst sich danach, was in Ihre Hand passt. Eine kräftige Männerhand kann demnach mehr aufnehmen als eine Kinderhand.

Beachten Sie!
Fett ist nicht gleich Fett, und Öl ist nicht gleich Öl!
Deshalb hier unsere Empfehlung: Olivenöl, Rapsöl und Butter gehören in jede Küche, gut sind auch Walnussöl und Leinöl. Weniger verwenden sollten Sie Sonnenblumen- oder Maiskeimöl und die industriell hergestellte Margarine.

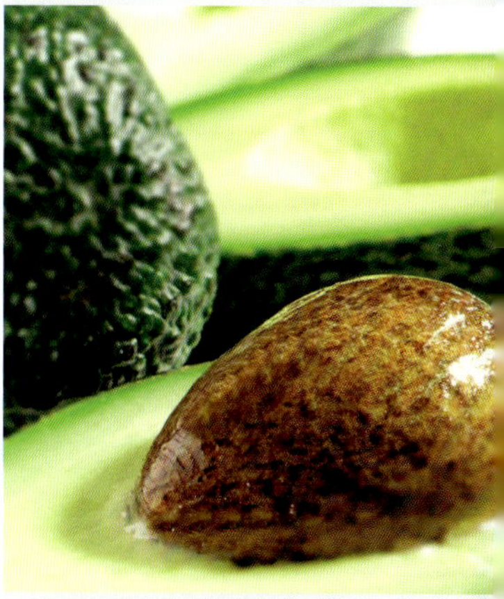

Avocado, Öle und Butter – damit alles läuft wie geschmiert
Der Salat mit einem Esslöffel Olivenöl, ein Stück Butter in die Gemüsepfanne, Ihr Steak angebraten in Rapsöl oder ein Dip aus Avocadocreme mit Zitrone. Da läuft Ihnen das Wasser im Mund zusammen? Verständlich, denn Fett trägt ganz erheblich zum guten Geschmack der Speisen bei. Aber nicht nur das: Fett ist Balsam für Ihren Körper und trägt erheblich zur Sättigung bei.

Gemüse – für fitte Männer und ihren Sixpack
Nur keine Scheu – Sie dürfen hier zulangen und zwar so viel sie wollen und bei allem, was Ihnen schmeckt. Sie brauchen aber nicht in den rohen Blumenkohl zu beißen oder am Petersiliensträußchen zu knabbern. Denn Gemüse ist schnell lecker zubereitet, sodass Sie es bald auf Ihrem Speiseplan nicht mehr missen wollen.

Sie können aus Gemüse nicht nur frische und knackige Salate anrichten, sondern auch hervorragende Hauptgerichte, kleine Häppchen, Gemüsebeilagen oder raffinierte Suppen zaubern.

Essen und genießen

Nach der LOGI-Pyramide

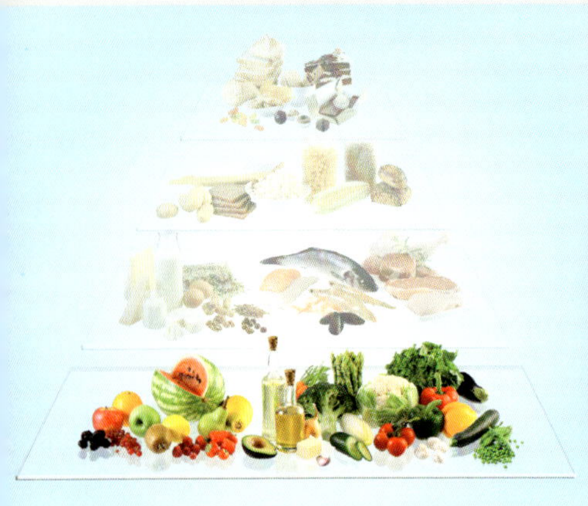

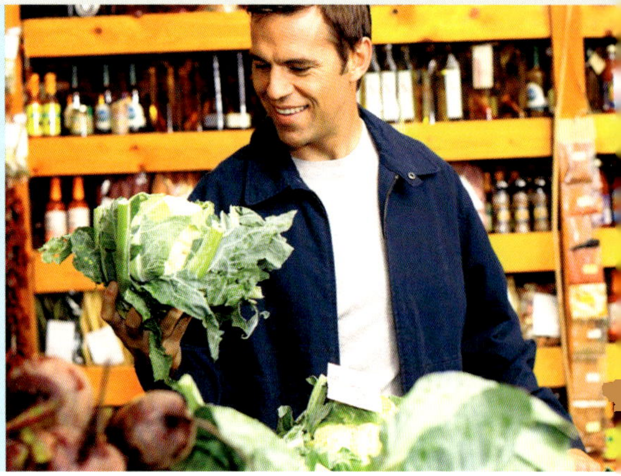

DIE BASIS DER PYRAMIDE

Oft genießen: Drei Gemüseportionen am Tag

Probieren Sie doch einmal den Selleriesalat mit Avocadoscheiben oder einen Salat aus jungem Spinat mit frisch geriebenem Parmesan. Auch warme Auberginen-Feta-Happen sind leicht zubereitet, genauso wie eine geeiste Joghurt-Gurken-Suppe oder eine Karottensuppe mit Koriander.

Ein weiterer Vorteil von Gemüse: Sie nehmen viel Flüssigkeit auf und tun so ganz nebenbei noch etwas für Ihren Wasserhaushalt. Drei Gemüseportionen am Tag sollten es sein. Viel Spaß beim Experimentieren. Anregungen und Rezepte finden Sie im Kapitel Rezepte ab Seite 114.

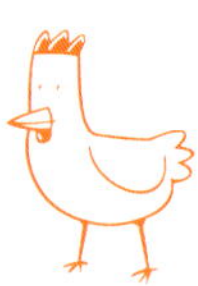

Übrigens: Sie sollten in Ihrer Tiefkühltruhe immer gefrorene Beeren aufbewahren. So können Sie im Nu – und auch außerhalb der Sommermonate – ganz fix einen leckeren Beerenjoghurt oder eine Quarkspeise zubereiten.

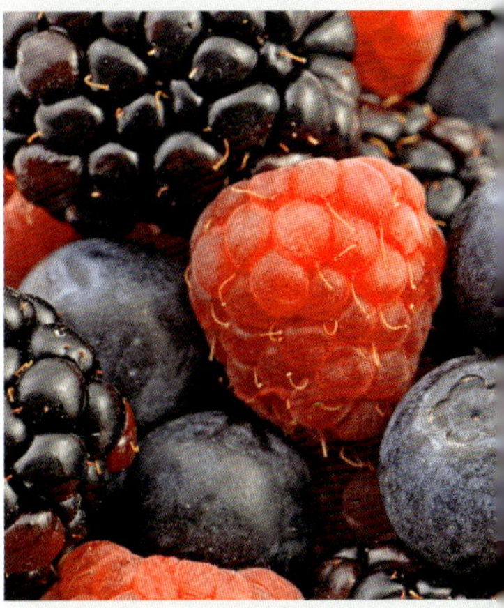

Obst – für spritzige Gedanken und mehr Vitalität

Schnell noch einen Apfel in die Hand und los geht's! Der Apfel liegt schon so gut in Ihrer Hand, fast wie ein Tennisball. Auch wenn Sie ihn erstmal in Ihre Tasche stecken, beim ersten kleinen Hunger fällt er Ihnen wieder ein.

Himbeeren oder Blaubeeren …

Oder halten Sie doch kurz beim Obststand an, lassen sich von Duft und Farbe der frischen Früchtchen inspirieren, und kaufen Sie sich, worauf Sie gerade Lust haben. Später im Büro freuen Sie sich, wenn Sie die frischen Brombeeren, Himbeeren oder Blaubeeren aus der Schale naschen können. Ihre Büronachbarin übrigens auch …

Fällt Ihnen etwas auf?

Es geht hierbei nicht um fade gedünstete Schonkost. Die geschickte Kombination aus buntem Gemüse mit wertvollem Öl, pikantem Käse oder Naturjoghurt macht eine abwechslungsreiche und leckere Mahlzeit aus.

Tipp

Manche Obstsorten haben sehr viel Fruchtzucker und können so auf Umwegen wieder in Ihrem Bauchring landen. Deshalb halten Sie sich bei Bananen, Weintrauben, Feigen, Datteln und Mangos ein wenig zurück. Äpfel, Birnen, Kiwis und alle Sorten von Beeren sind erfrischende Begleiter für Ihren anstrengenden Tag.

Essen und genießen

Nach der LOGI-Pyramide

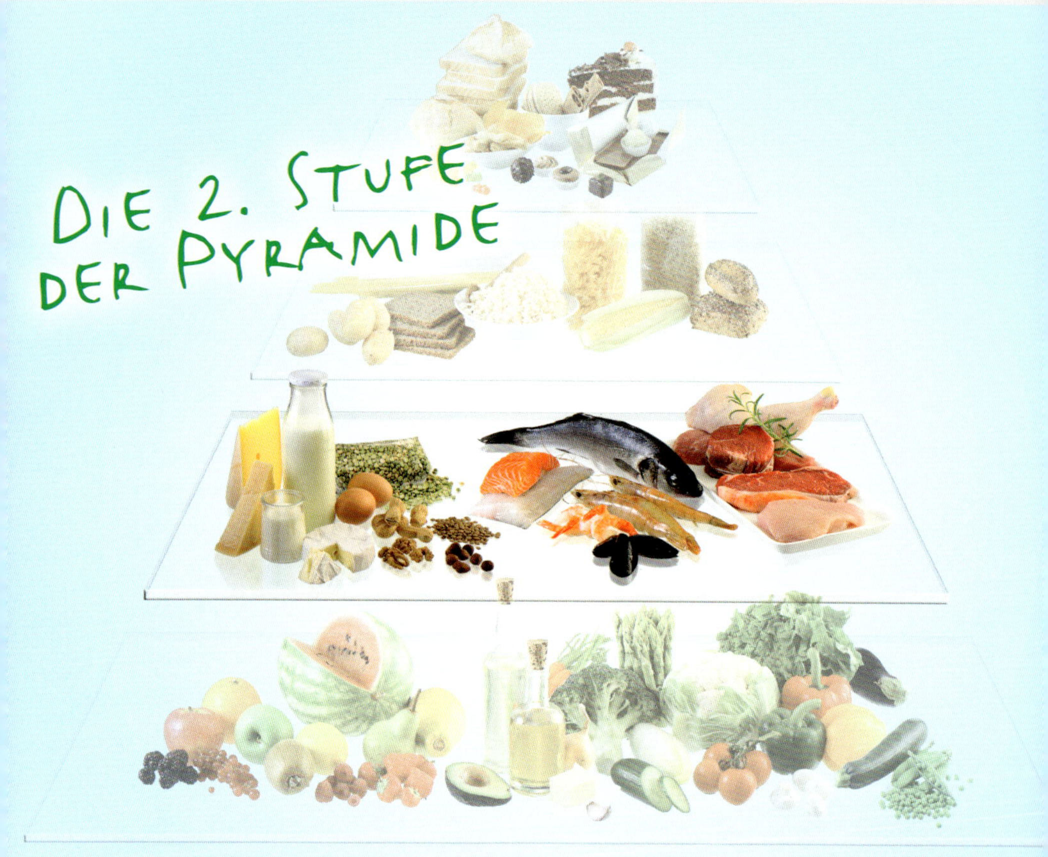

Häufig genießen: Eiweißhaltige Lebensmittel

Sie sollten nach Möglichkeit zu jeder Gemüsemahlzeit etwas Eiweißhaltiges essen. Wählen Sie hierbei aus dem breiten Spektrum von Milch, Milchprodukten, Eiern, magerem Fleisch, Fisch, Nüssen und Hülsenfrüchten Ihre Favoriten aus. Wenn Sie abnehmen wollen, ist Eiweiß ganz besonders wichtig. Essen Sie zu wenig davon, besteht die Gefahr, dass Sie Ihre Muskulatur und nicht das Bauchfett abbauen. Das ist sicher nicht Ihr Ziel.

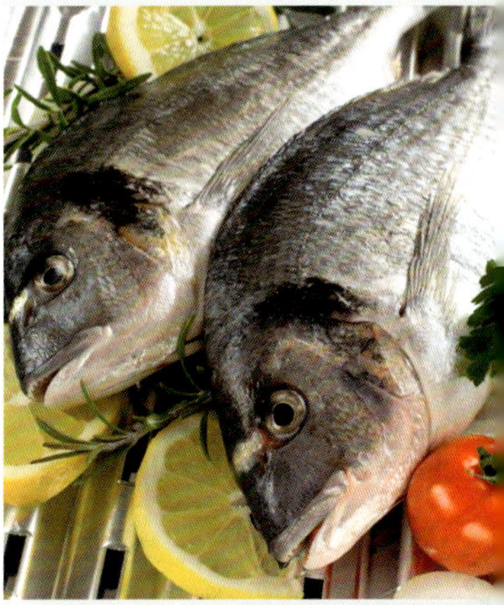

Milch, Joghurt, Quark & Co.: Für starke Muskeln

Ein Apfelquark mit Zimt, ein Beerenmilchshake, ein Naturjoghurt mit Nektarine oder auch ein herzhafter Kräuterquark mit geräucherter Lachsforelle – die sogenannten Milchprodukte lassen sich geschmacklich vielfältig zubereiten. Ihrer Fantasie sind da keine Grenzen gesetzt.

Das sollten Sie beachten

- Gönnen Sie sich die Vollmilch mit 3,5 Prozent Fett.
- Entscheiden Sie sich für einen Naturjoghurt mit 3,5 Prozent und mischen Sie frische Früchte darunter. Die fertigen Fruchtjoghurts enthalten oft sehr viel Zucker und wenig echte Früchte. So mancher Becher Fruchtjoghurt hat genauso viel Zucker wie eine halbe Tafel Vollmilchschokolade.
- Verzichten Sie auf alle Lightprodukte. Das Kleingedruckte auf der Rückseite verrät Ihnen, dass der Joghurt zwar fett-, aber nicht zuckerarm ist.

Das Märchen vom bösen Ei

»Eier darf ich doch nicht essen. Die haben viel zu viel Cholesterin.« So lautet in der Regel der Einwand, wenn wir Gemüseomelett mit Schinken und Rührei mit Tomaten und Räucherlachs empfehlen. Es muss hier einmal deutlich gesagt werden: Das Ei ist ein gesundes Lebensmittel mit der höchsten Eiweißqualität und zahlreichen Mineralstoffen und Vitaminen.

Weitere Vorteile von Eiweiß

- Eiweiß hält Sie länger satt.
- Eiweiß stabilisiert Ihren Blutzucker und verhindert Heißhungerattacken auf Süßes.
- Für die Verdauung von Eiweiß braucht Ihr Körper mehr Energie als bei kohlenhydrat- und fettreichen Lebensmitteln.

Essen und genießen

Nach der LOGI-Pyramide

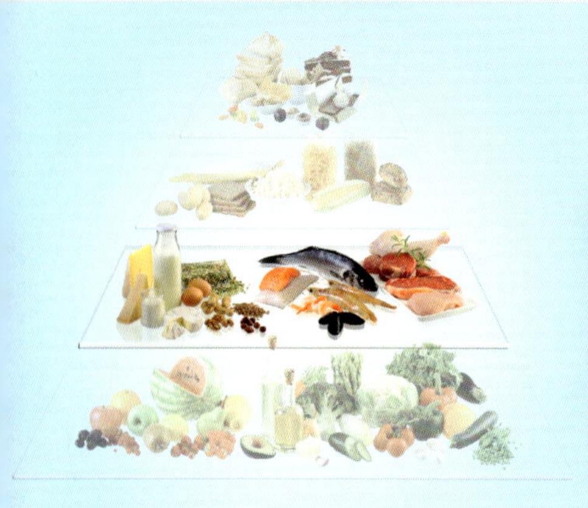

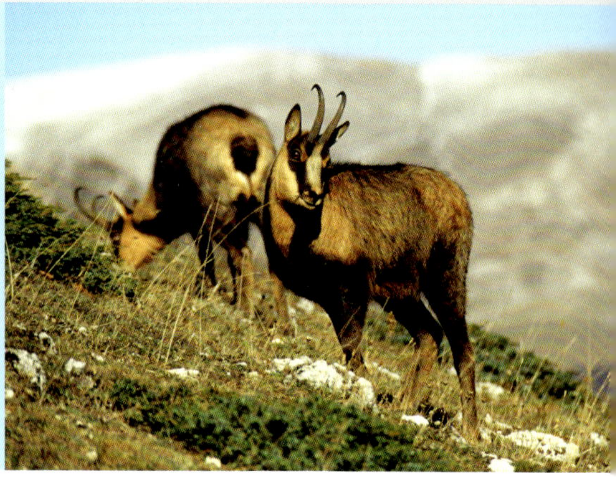

DIE 2. STUFE DER PYRAMIDE

Genießen Sie Ihr Frühstücksei

Das Ei hat keinen nennenswerten Einfluss auf Ihren Cholesterinspiegel, da ein gesunder Körper die eigene Cholesterinproduktion einschränkt, wenn mehr Eiweiß über die Nahrung zugeführt wird. Auch führt das im Ei enthaltene Lecithin dazu, dass das durch die Nahrung aufgenommene Cholesterin größtenteils wieder ausgeschieden wird. Also: Genießen Sie Ihr Frühstücksei, kreieren Sie Ihr Lieblingsomelett und für den kleinen Hunger zwischendurch ein hart gekochtes Ei.

Lust auf Fleisch

Sie dürfen Ihrer Lust auf Fleisch gern nachgehen, so lange Sie mageres Fleisch wählen. Gönnen Sie sich lieber zwei- bis dreimal die Woche ein gutes Stück Fleisch vom Metzger statt abgepackte Fleischware aus dem Supermarkt. Artgerechte Tierhaltung und vor allem Fütterung machen sich bei der Fleischqualität bemerkbar. Ganz besonders zu empfehlen ist daher Wildfleisch, da sich die Tiere nicht nur natürlich ernähren, sondern sich bei der Nahrungssuche ausreichend bewegen müssen.

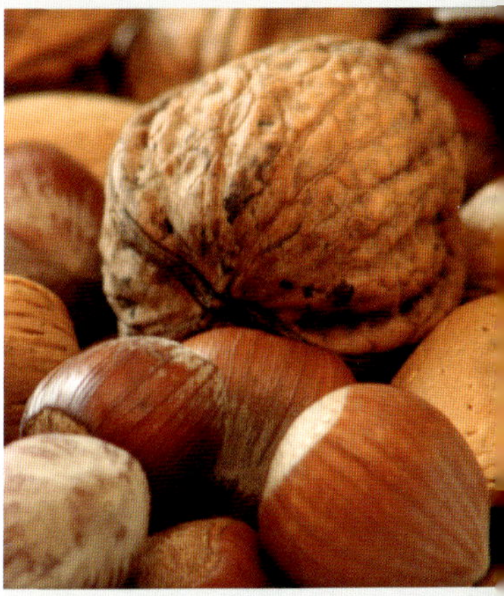

Frisch wie Fisch

Greifen Sie häufiger zu Fisch. Fisch liefert Ihnen neben hochwertigem Eiweiß auch viele gute Fettsäuren. Ein leckeres Fischgericht ist schnell im Ofen, in der Pfanne oder auf dem Grill zubereitet. Auch geräucherte Fische dürfen Sie sich ab und zu schmecken lassen.

Nüsse – harte Schale, weicher Kern

Diese Eigenschaft sagt man nicht nur Nüssen nach. Besonders die Walnuss sollten Sie sich nicht entgehen lassen. Diese enthält nicht nur wertvolle Fettsäuren und hochwertiges Eiweiß, sie ist auch in der Lage, den Cholesterinspiegel zu senken. Nüsse schmecken in Joghurt- und Quarkspeisen, auf Salaten, zu Käsegerichten oder einfach als Snack zwischendurch. Hier ist allerdings nicht die Rede von gerösteten Erdnüssen, sondern von frischen Nussmischungen.

Vorsicht!

Achten Sie bei Nussmischungen auf eine lichtgeschützte Verpackung – diese sind frischer im Geschmack. Aber nicht zu viele, denn sie haben leider viele Kalorien.

Erbsen, Linsen, Bohnen – ganz wie früher

Linseneintopf, Bohneneintopf oder eine deftige Erbsensuppe – Ihre Mutter wusste schon, was gut ist. Wann immer Sie die Gelegenheit haben, gönnen Sie sich einen Eintopf aus Hülsenfrüchten, »wie bei Muttern«. Auch einen Erbsen- oder Bohneneintopf aus der Dose können Sie ab und zu mal wählen, denn der hohe Eiweißanteil und auch die Ballaststoffe bleiben selbst in der Dose bestehen.

Tipp

Kochen Sie gleich die doppelte Menge. So reicht's auch für den nächsten Tag, und einfrieren lässt sich der Eintopf auch prima.

Essen und genießen

Nach der LOGI-Pyramide

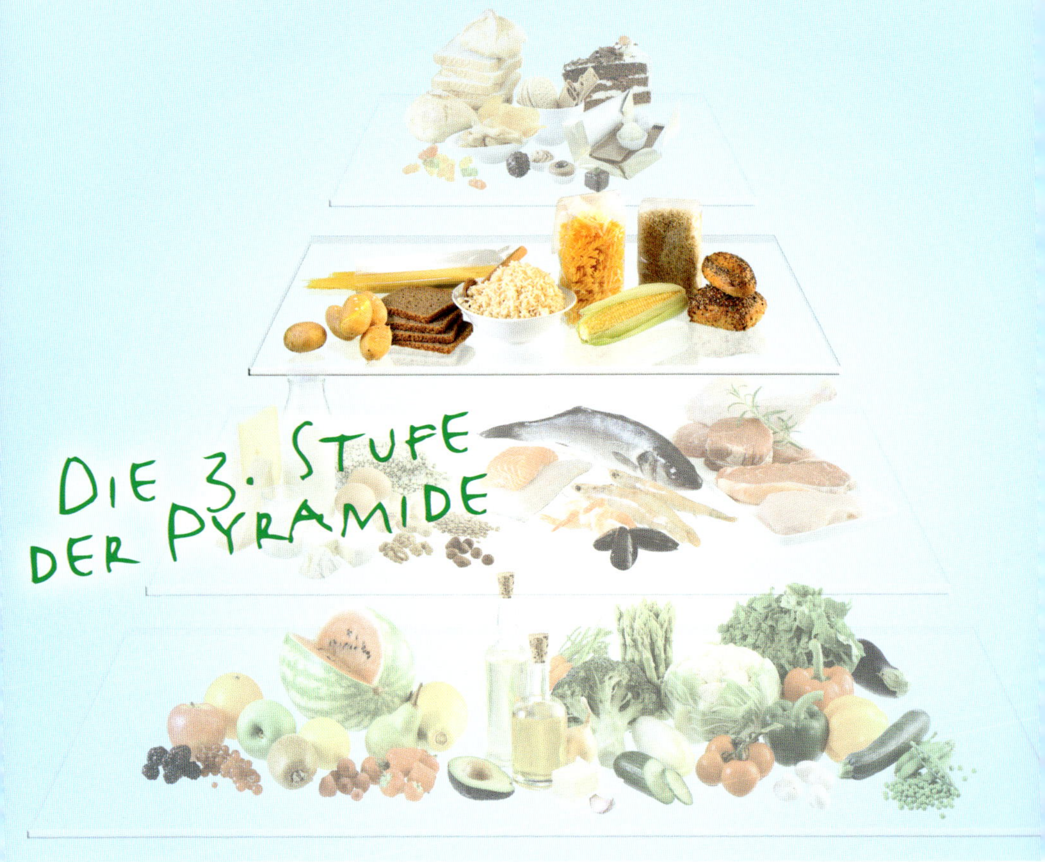

Wenig essen: Kartoffeln, Nudeln, Brot & Co.

Kohlenhydrathaltige Lebensmittel:

- Große Kartoffelparade: Salzkartoffeln, Bratkartoffeln, Pommes frites, Kroketten, Kartoffelpuffer, Kartoffelklöße, Kartoffelbrei, Kartoffelecken, Pellkartoffeln, Ofenkartoffeln, Gnocchi etc.
- Buntes Nudelallerlei: Spaghetti, Penne, Ravioli, Tortellini, Maultaschen, alle weißen Nudeln, aber auch alle Vollkornvarianten
- Natur-, Milchreis, Basmati-Reis, Risotto-Reis etc.
- Vollkornbrot und Pumpernickel

- Müsli, Haferflocken und sonstige Getreideflocken
- Mais

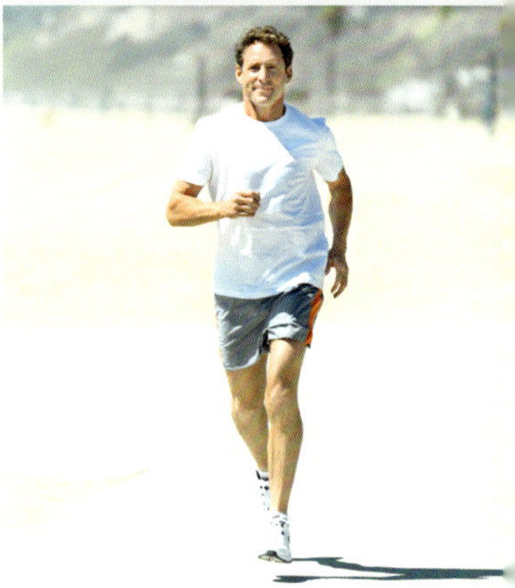

Die erste gute Nachricht

Je mehr Sie sich bewegen, umso mehr können Sie von diesen kohlenhydrathaltigen Lebensmitteln essen. Jede Bewegung zählt. Also holen Sie öfter die Laufschuhe raus. 30 Minuten um den Block gelaufen und Sie haben als 90-Kilo-Mann immerhin 300 Kalorien verbraucht.

Die zweite gute Nachricht

Selbst wenn Sie einen Bauchansatz haben und sich sehr wenig bewegen, dürfen Sie täglich immer noch eine bis maximal zwei Portionen Nudeln, Kartoffeln oder Brot essen. Bei 80 g Kohlenhydraten am Tag sollte dann aber Schluss sein. Den genauen Kohlenhydratanteil der einzelnen Lebensmittel entnehmen Sie der Tabelle auf Seite 154.

Die große Gefahr

Wenn Sie sich bei Nudeln, Kartoffeln, Reis und Brot weiter ausgiebig bedienen, werden Sie Ihren Bauchansatz auch zukünftig weiter wachsen sehen. Denn hinter den Lebensmitteln auf dieser Pyramidenstufe verbergen sich große Dickmacher. Besonders gefährlich sind Kombinationen aus Kohlenhydraten und Fett, wie z. B. die allseits beliebten Pommes frites.

Insidertipps

- Bevorzugen Sie Vollkornvarianten bei Brot, Nudeln und Reis. Diese zeichnen sich durch einen hohen Ballaststoffanteil aus und Sie geraten nicht so schnell in die Heißhungerspirale.
- Kochen Sie Ihre Nudeln bissfest! Je länger die Kochzeit, umso mehr sind die Kohlenhydrate der Nudeln aufgespalten, landen umso schneller in Ihrem Blut und locken das »Masthormon« Insulin.

Essen und genießen

Nach der LOGI-Pyramide

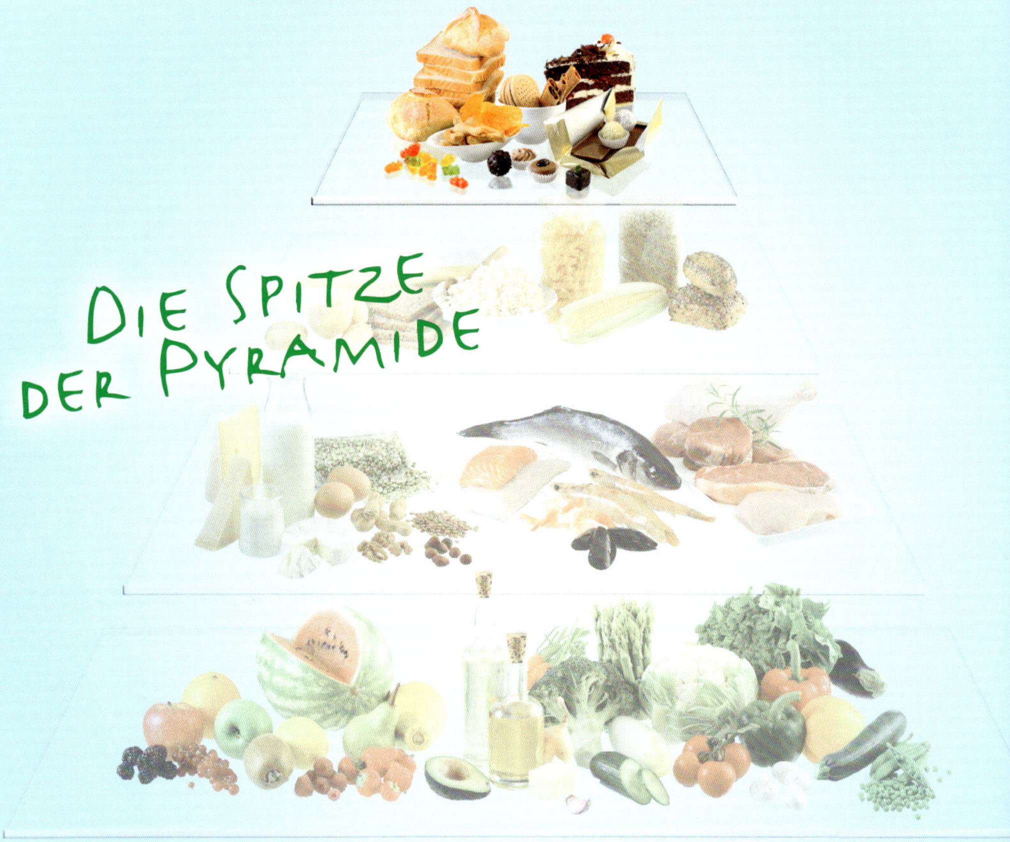

Selten genießen: Süßes und Weißmehlprodukte

Getränke

Süße Getränke, wie z. B. Cola, Bier mit Limonade, aber auch Apfelschorle und Multivitaminsaft – alle diese zuckerhaltigen Getränke tragen bei Bewegungsmangel zur Vergrößerung Ihres Bauchrings bei. Mit mehreren süßen Getränken am Tag erreichen Sie schnell Ihre zulässige tägliche Gesamtmenge an Kohlenhydraten (siehe Seiten 34/35). Satt werden Sie von diesen Getränken leider nicht, der Hunger bleibt, die Heißhungerspirale dreht sich, und Ihr Bauchumfang wächst rasant.

Süßigkeiten, Knabberzeug, Kuchen
Jeder hat da wohl so seinen Favoriten. Ab und zu können Sie sich gerne etwas Kleines gönnen, am besten direkt im Anschluss an eine Hauptmahlzeit, dann ist Ihr Stoffwechsel bereits im Gang, und Ihre Insulinpumpe wird für die kleine Schnackelei nicht extra angeworfen.

Brötchen und Baguette aus Weißmehl
Diese auf den deutschen Frühstücks- und Abendbrottischen und an jeder Straßenecke zu findenden Brot- und Brötchenprodukte sind – auch wenn es Ihnen schwer fällt - gleichzustellen mit Süßigkeiten und süßen Getränken. Sie sollten hiervon so wenig wie möglich essen.

Der süße Geschmack

Sie möchten Ihre Geschmacksknospen wieder auf eine natürliche Süße eichen? Dann sollten Sie einige Tage komplett auf industrielle Süßigkeiten verzichten. Je besser Ihnen das gelingt, umso stärker ist der Aha-Effekt, wenn Sie nach einigen Wochen wieder zu Colagetränken, Gummibärchen und Schokolade greifen. Wenn Ihnen dann auffällt, wie süß die industriellen Verführungen sind, fällt das Maßhalten viel leichter.

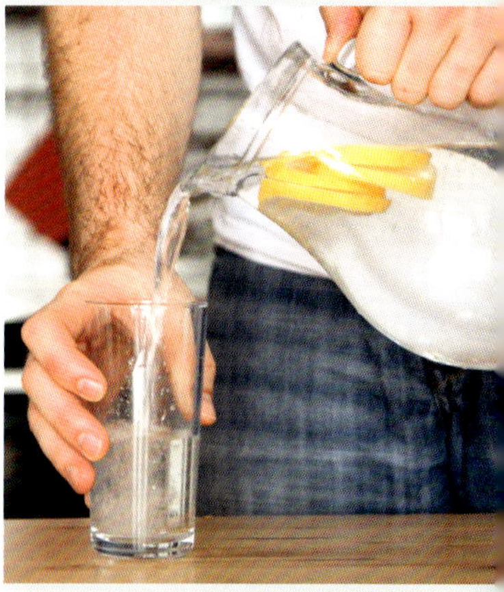

Ihre große Chance, Kohlenhydrate zu sparen
Wenn Sie Ihre Ernährung so weit umstellen, dass Sie viel Gemüse, Obst, Fisch, Fleisch und Milchprodukte in Ihren Speiseplan integrieren, sind Sie gesättigt und zufrieden. Sie werden dann bald keine große Lust mehr auf diese süßen Verlockungen haben.

Die Pyramide in der Praxis

Wie Sie die LOGI-Pyramide in Ihren Alltag einbauen

Auf einen Blick erkannt

Ein Blick auf die Ernährungspyramide genügt und Sie erkennen, welche Lebensmittel mengenmäßig am meisten verzehrt werden sollen und welche Sie weniger oft essen sollten. Am besten ist es, wenn Sie schon während einer Mahlzeit darauf achten, dass die Zusammensetzung der Speisen der Pyramide entspricht.

Hierzu gibt es folgende Tipps, die Ihnen bei der Umsetzung helfen

- Wenn Sie eine Vorspeise wählen, dann starten Sie mit einer gemüsereichen Suppe und/oder einem Beilagensalat.
- Bei der Hauptspeise sollte mengenmäßig das Gemüse überwiegen. Sie sollten mindestens die Hälfte Ihres Tellers mit einem frischen bunten Salat oder mit knackig zubereitetem Mischgemüse füllen.
- Kombinieren Sie das Gemüse – oder beim Frühstück auch gerne das Obst – mit einer reichlichen Portion Eiweiß. Sie haben die Wahl zwischen Milchprodukten, magerem Fleisch, Fisch oder Eiern.
- Wenn Sie eine Nachspeise wählen, dann eine kleine Portion. Ein ganzer Teller Kaiserschmarrn würde die Pyramide schnell ins Wanken bringen.

Es fällt oft leichter, die Mahlzeiten *pyramidengerecht* zu gestalten, denn Sie profitieren den ganzen Tag über von einer guten Sättigung. Wenn es mal vorkommt, dass Sie mittags bei Nudeln, Reis und Brot kräftig zuschlagen, dann können Sie aber noch durch die geschickte Wahl Ihres Abendessens die Bilanz wieder ausgleichen.

Ein und dasselbe Gericht kann entweder dem Verhältnis der Pyramide entsprechen oder die Pyramide auf den Kopf stellen. Sehen Sie selbst!

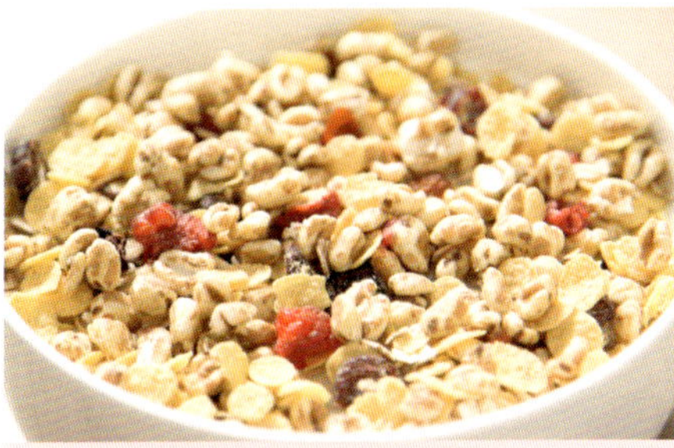

Diese Müslischüssel ist gefüllt mit 150 Gramm Getreideflocken und 100 Milliliter Milch. Hier überwiegen definitiv die Kohlenhydrate, die Pyramide steht also auf dem Kopf.

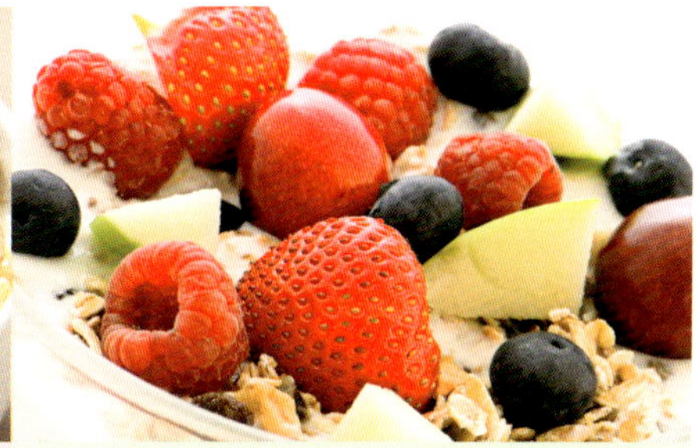

Diese Müslischüssel ist gefüllt mit 100 Gramm Beeren und Apfel, dazu kommen 100 Gramm Quark und 2 Esslöffel Getreideflocken. Hier entspricht die Zusammensetzung der Pyramide.

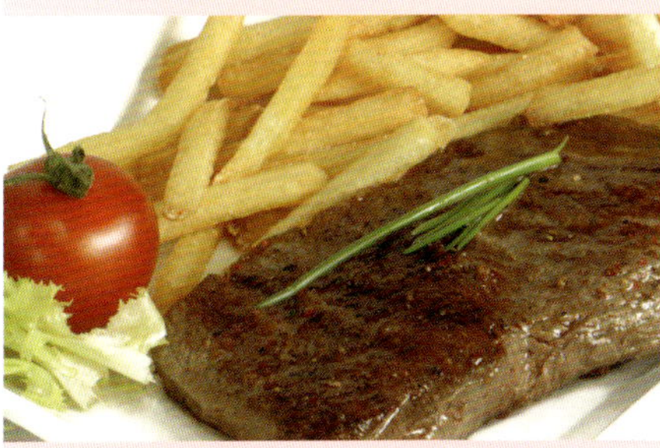

Dieser Teller ist zur Hälfte gefüllt mit Pommes, einem mittelgroßen Stück Fleisch und einem Salatblatt zur Dekoration. Die Zusammenstellung ist sehr kohlenhydratlastig und stellt die Pyramide auf den Kopf.

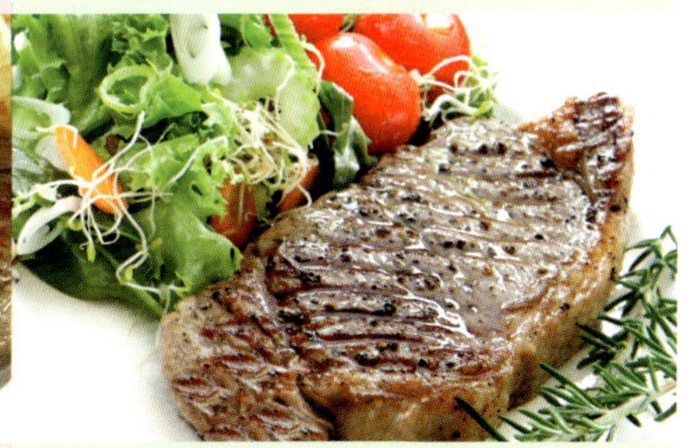

Dieser Teller ist zur Hälfte gefüllt mit Salat – begleitet von einem mittelgroßen Stück Fleisch. Die Zusammensetzung entspricht der Pyramide, mit viel Gemüse und Eiweiß.

Der Kohlenhydratcheck

Zutatenliste und Nährwerttabelle

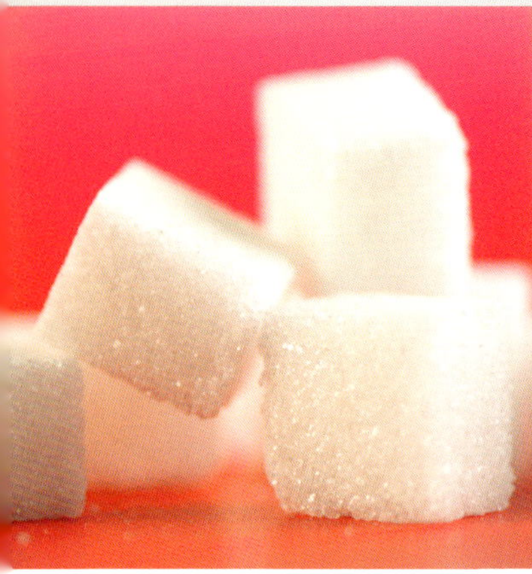

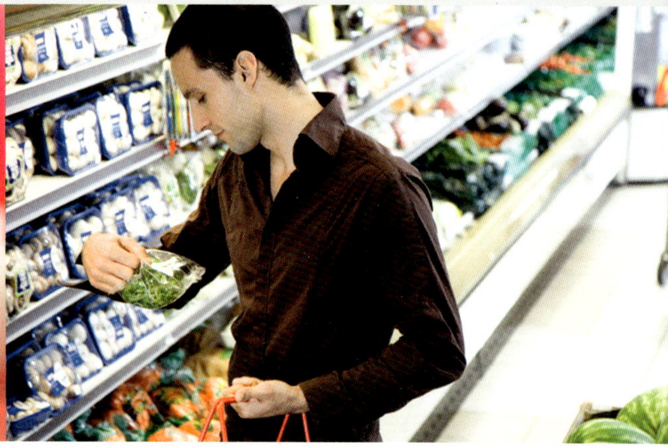

Achten Sie auf das Kleingedruckte!

Sie stehen im Supermarkt und haben nicht viel Zeit. Sie möchten einfach nur schnell noch was Gesundes und Leckeres einpacken. Vielleicht sind Sie durch eine Werbesendung aufmerksam geworden oder aber durch die vielen schönen Bilder und Versprechungen, die sich auf den Verpackungen finden: Aber Vorsicht ist geboten. Die Silhouette einer schlanken Person oder die Abbildung einer Hantel oder eines Laufschuhs bedeutet nicht automatisch, dass Sie durch den Verzehr dieses Produktes Ihren Bauchumfang reduzieren können. Decken Sie die Fallen auf, indem Sie einen scharfen Blick auf das Kleingedruckte werfen. Das finden Sie in der Zutatenliste und der Nährwerttabelle.

Suchen Sie das Kleingedruckte auf der Verpackung! Dort findet sich die Wahrheit über das Produkt. Sollten Sie vor Ort die Lesebrille vergessen haben, dann studieren Sie in Ruhe zu Hause die Rückseite der Verpackung.

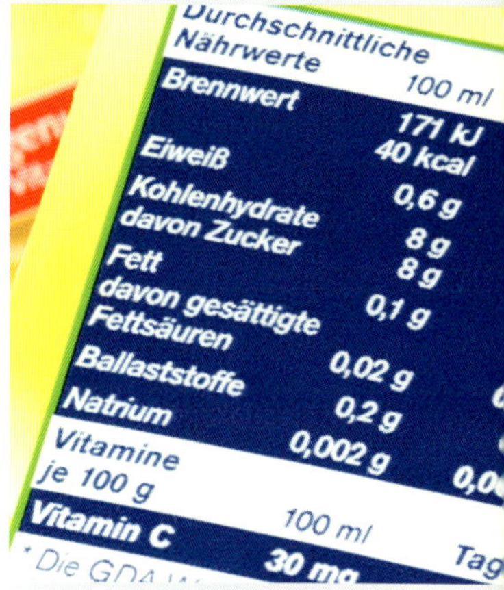

Das verrät die Zutatenliste

Die Zutat, die an erster Stelle genannt ist, ist mengenmäßig am stärksten in dem Produkt vertreten. Folgende Zutaten auf der *Poleposition* oder auch die Kombination dieser einzelnen Bezeichnungen verraten Ihnen, dass es sich um kohlenhydratreiche Zutaten handelt:

- Zucker
- Glucose/Glucosesirup
- Fructose/Fructosesirup
- Saccharose
- Maltose
- Maltodextrin
- Galaktose
- Dextrose
- Dextrine
- Karamelzuckersirup
- Weizenmehl
- Weizenstärke

Wussten Sie schon?
Im Internet können Sie sich eine App herunterladen, mit der Sie anhand des Strichcodes die Nährwertangaben ablesen können.

Das verrät die Nährwerttabelle

100 g enthalten durchschnittlich:

Energie	381 kJ/90 kcal
Eiweiß	4,5 g
Kohlenhydrate	15,2 g
Fett	0,9 g
Ballaststoffe	0,1 g

Sie sollten unbedingt die Kohlenhydratangaben beachten. Denken Sie daran, dass sich die Angaben auf 100 Gramm des jeweiligen Produktes beziehen. Ein 500-Gramm-Joghurtbecher enthält also die fünffache Menge an Kohlenhydraten.

Tipp

Die Bezeichnung »ohne Zuckerzusatz« bedeutet nicht, dass das Produkt keinen Zucker enthält. Es wurde lediglich kein weiterer Zucker zugesetzt. Das Produkt liefert reichlich Kohlenhydrate, also Zucker.

Kohlenhydratberechnung

Das »Bauch-o-Meter«

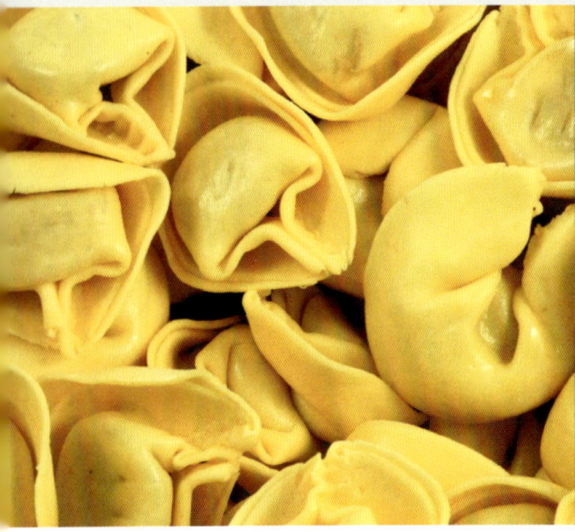

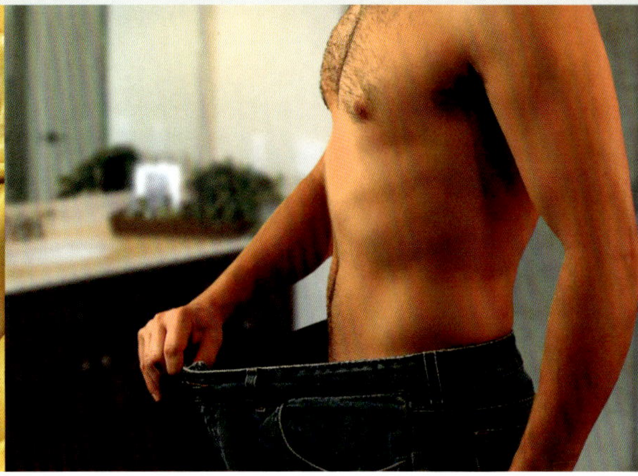

Starten Sie Ihr Bauch-weg-Projekt!

Kohlenhydratreiche Mahlzeiten und mangelnde Bewegung sind die Feinde eines jeden *Sixpacks*. Im Kampf gegen Ihren Bauchring sollten Sie sich daher zu allererst auf die Gesamtmenge an Kohlenhydraten konzentrieren, die Sie täglich zu sich nehmen. Hierbei gelten folgende Empfehlungen:

Maximal 80 Gramm Kohlenhydrate
Für Männer, die ihren Bauchansatz schleunigst verringern möchten und vorerst wenig Bewegung haben.

Maximal 100 Gramm Kohlenhydrate
Für Männer, die ihren Bauchansatz schleunigst verringern möchten und sich dabei schon etwas mehr bewegen.

Maximal 140 Gramm Kohlenhydrate
Für Männer, deren »Sixpack« noch/schon sichtbar ist und die täglich eine Menge Bewegung haben.

Unser »Kohlenhydratmaßband« bringt den Durchblick!

Ihnen erscheint die empfohlene Tagesmenge an Kohlenhydraten zu gering? Keine Panik!

Je ehrgeiziger Sie Ihr Ziel – der Bauch soll weg – anstreben, umso genauer sollten Sie sich jedoch an die empfohlenen Höchstmengen pro Tag halten.

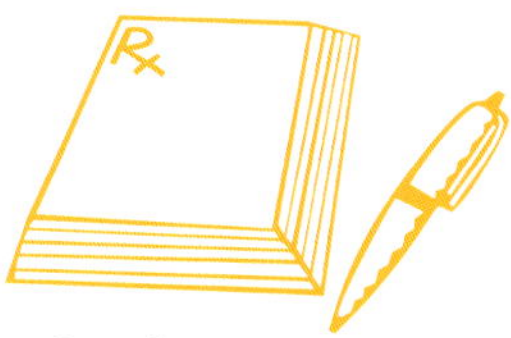

So starten Sie durch:
Nehmen Sie sich bitte einen Moment Zeit, und nehmen Sie Stift und Papier zur Hand.

1. **Überschlagen Sie anhand** der beschriebenen Situationen grob Ihre momentane tägliche Gesamtkohlenhydratmenge. Hier summiert sich meist mehr, als Sie denken.
   Denn morgens starten Sie mit einem Marmeladebrötchen und einem Kaffee mit Zucker.
   Am Vormittag im Meeting greifen Sie bei den Keksen kräftig zu, bevor Sie kurz darauf in der Kantine Schnitzel mit Pommes essen.
   Am Nachmittag hängen Sie in einem Konzentrationsloch und gönnen sich den Schokoriegel, kommen dann hungrig nach Hause und lassen den Abend mit einer gemütlichen Brotzeit ausklingen. In diesem Fall hätten Sie eine Gesamtmenge von 250 Gramm Kohlenhydraten.

2. **Jede Einsparung an** Kohlenhydraten zählt! Die Umstellung soll Ihnen Spaß machen und Sie nicht überfordern.
   Starten Sie mit einer Situation, in der Sie täglich die kohlenhydratärmere Alternative (auf der rechten Seite) wählen. Im Laufe der Zeit kommen weitere hinzu.

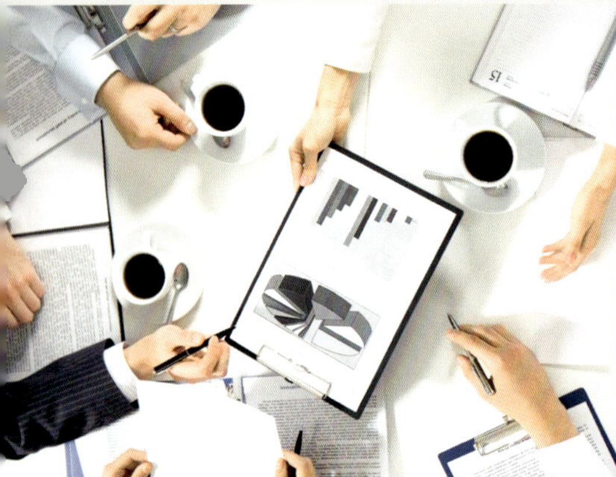
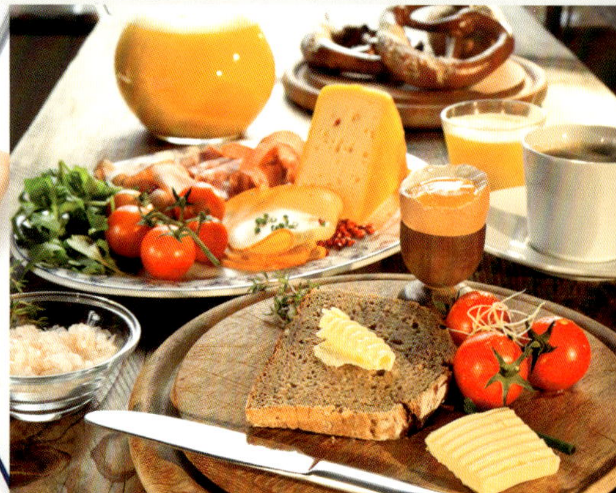
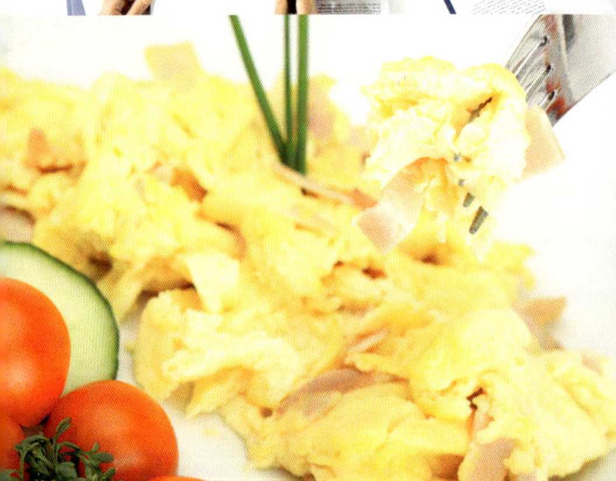
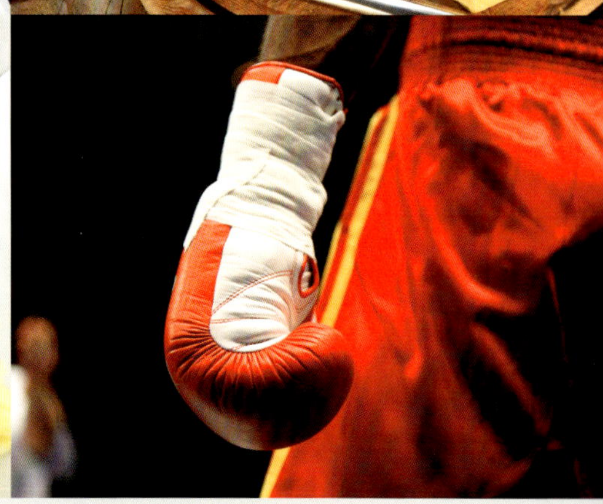

Ernährungsfallen am Vormittag

Frühstück unter der Woche

Das gewohnte Marmeladenbrot

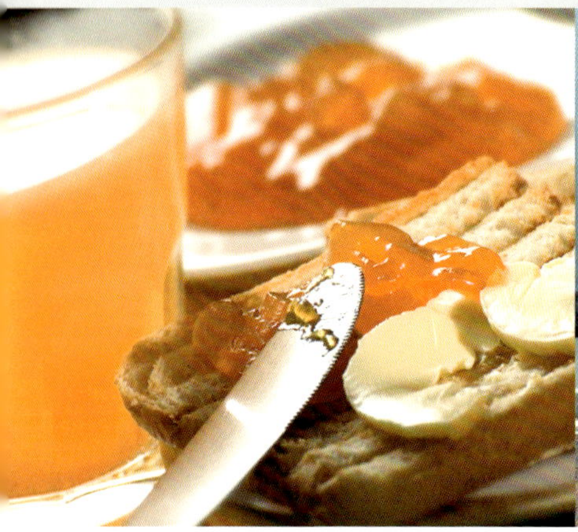

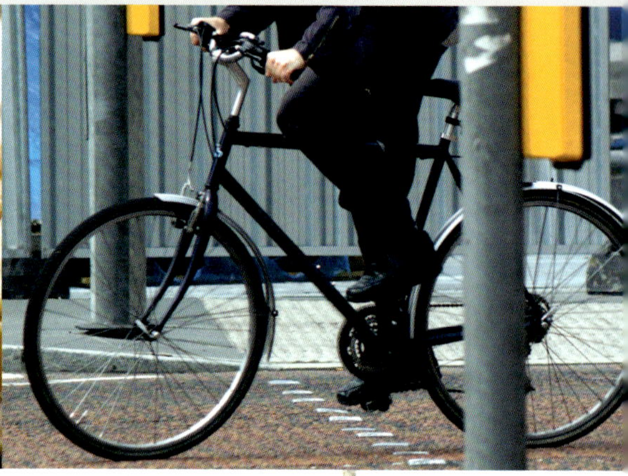

Der »Marmeladenbrotbauch«

Das typische Werktagsfrühstück:
2 Scheiben Mischbrot (100 g)
Butter (20 g)
2 EL Marmelade (60 g)
1 Tasse Kaffee mit Milch und 2 TL Zucker

= **ca. 90 g Kohlenhydrate und 560 kcal**

90 Gramm Kohlenhydrate nur bei einem ganz normalen Frühstück! Diese Falle begegnet Ihnen nicht nur einmal im Jahr, sondern 5-mal in der Woche, 20-mal im Monat und somit 240-mal im Jahr. Sie haben also zahlreiche Möglichkeiten, bereits am frühen Morgen Ihrem Bauchumfang den Kampf anzusagen.

Um 560 Kalorien zu verbrennen, müssten Sie als 90-Kilo-Mann 90 Minuten Fahrrad fahren. Also lassen Sie Ihr Auto öfter mal stehen, und fahren Sie mit dem Rad im gemütlichen Tempo zur Arbeit.

Ähnliche Frühstücksfallen sind

- Toast mit Honig
- Brötchen mit Nussnougatcreme
- Cornflakes mit Milch

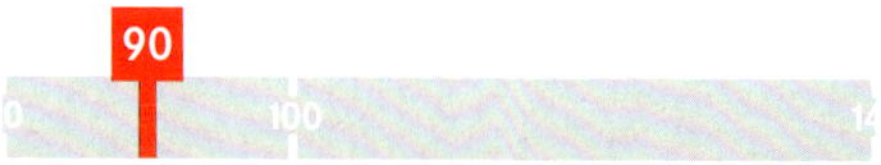

Auf einen Blick: Kohlenhydratmenge in Gramm für die oben beschriebene Speisenkombination. Achten Sie auf Ihr

Mit diesem Frühstück starten Sie energievoll in den Tag! Lassen Sie das Brot mal links liegen, und holen Sie Ihre Lieblingsschüssel aus dem Schrank. Diese richtig zu füllen, ist ganz einfach.

Hier ein paar Basictipps:

Die Basis

Wählen Sie aus dem breiten Spektrum von Speisequark, Naturjoghurt oder Hüttenkäse Ihre Favoriten aus. Sie können natürlich auch alle Produkte miteinander mischen – Ihr Geschmack entscheidet. Mögen Sie es lieber etwas flüssiger, ergänzen Sie mit Milch, Buttermilch oder Kefir.

Die Farbe

Bringen Sie mit etwas klein geschnittenem Obst Farbe ins Spiel. Himbeerrot, brombeerlila oder apfelgrün? Sie dürfen gerne kombinieren.

Das Kernige

Mit einem Esslöffel Haferflocken und gehackten Walnüssen oder Mandeln haben Ihre Zähne auch etwas zum Beißen.

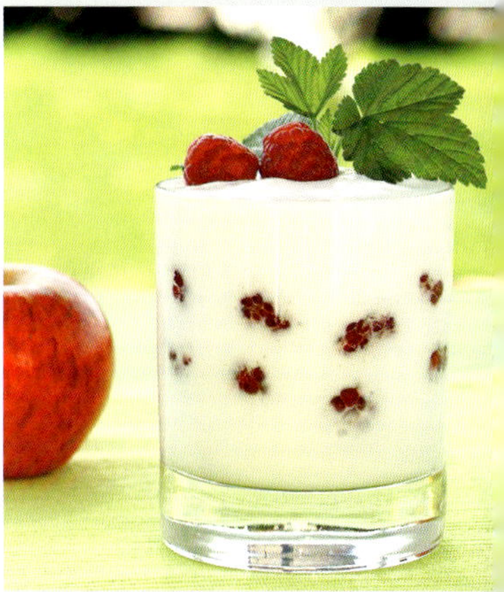

Himbeer-Apfel-Quark mit Haferflocken

150 g Quark (Halbfettstufe)
100 g Naturjoghurt
½ Apfel (100 g)
3 EL Himbeeren (60 g) (frisch oder Tiefkühlware)
1 EL Haferflocken (15 g)

= **ca. 33 g Kohlenhydrate und 340 kcal**

Quark und Joghurt in der Frühstücksschüssel verrühren. Den Apfel klein schneiden oder reiben und mit den Himbeeren dazugeben. Haferflocken darüber streuen - und fertig.

Frühstück am Wochenende

Von Croissants und frischen Brötchen geweckt

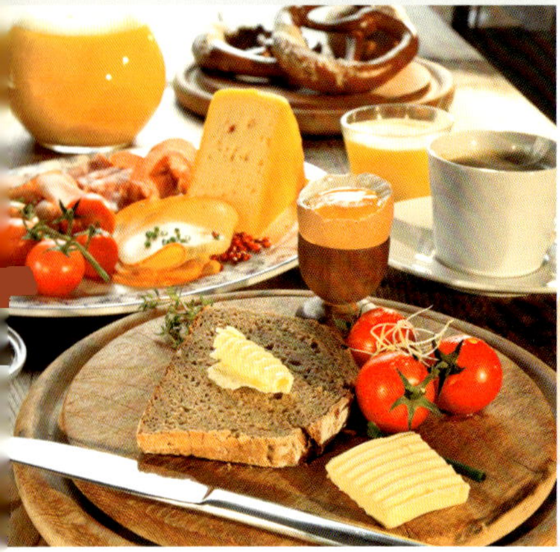

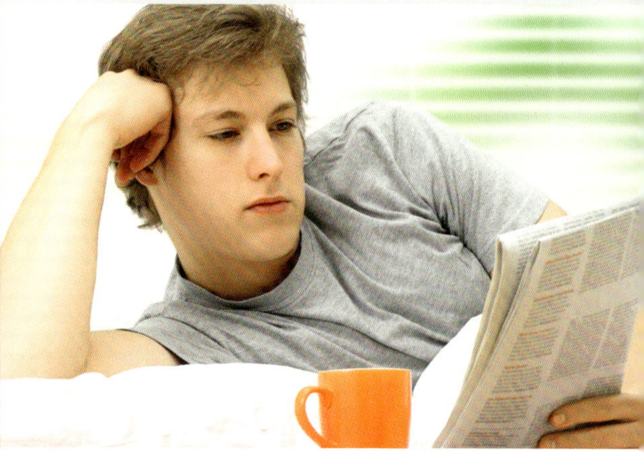

Das typische Sonntagsfrühstück

1 Croissant mit Marmelade (20 g)

1 frisches Brötchen mit feiner Leberwurst (30 g)

1 frisches Brötchen mit Butter und Käse (30 g)

1 Glas Orangensaft (0,2 l)

2 Tassen Kaffee mit Milch und Zucker (2 TL)

= **ca. 120 g Kohlenhydrate und 1.000 kcal**

Dieses Frühstück, das in lockerer und entspannter Atmosphäre den halben Vormittag in Anspruch nimmt, schlägt mit seinen 120 Gramm Kohlenhydraten enorm zu Buche. Es ist erst später Vormittag und die 100-Gramm-Marke ist mit nur einer Mahlzeit bereits überschritten.

Um 1.000 Kalorien zu verbrennen, sollte Ihre Sonntagswanderung als 90-Kilo-Mann mindestens 1,5 Stunden dauern. Also auf geht's, da kommen Sie gute 7 Kilometer voran. Sie könnten leicht den Rundweg um den Eibsee am Fuße der Zugspitze bestreiten. Welcher See bietet sich in Ihrer Nähe an?

Auf einen Blick: Kohlenhydratmenge in Gramm für die oben beschriebene Speisenkombination. Achten Sie auf Ihre

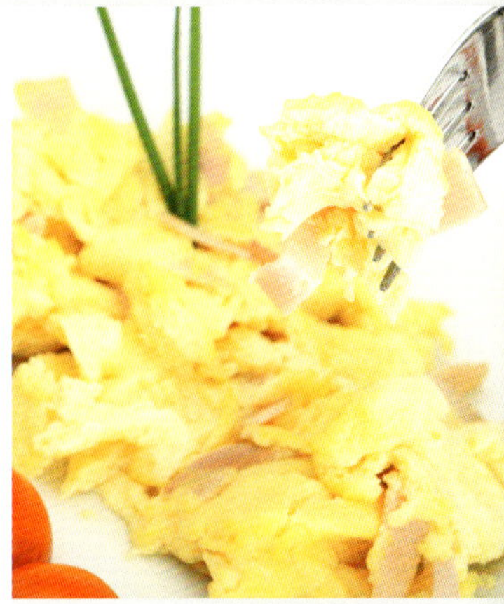

Endlich Wochenende – Zeit für Besonderes
Freuen Sie sich auf das Wochenende, denn endlich haben Sie ein bisschen mehr Zeit und Ruhe. Idealerweise nutzen Sie diese für die Zubereitung eines besonderen Frühstücks.

Der Traum von einem leckeren Omelett
wird nicht nur am Hotelbuffet erfüllt, sondern ist auch bei Ihnen zu Hause leicht umsetzbar.

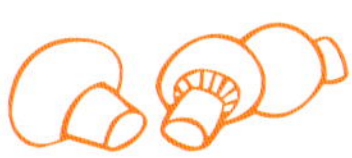

Schauen Sie, was Ihr Kühlschrank hierfür bereit hält.

Basics für ein gelungenes Omelett

Eier – zwei Eier pro Person sollten es schon sein. Gemüse – Zwiebeln, Tomaten, Paprika, Champignons oder Zucchini – eignen sich hervorragend.

Besondere Extras – mit Speck, Schinken oder Lachs bekommt das Omelett eine besondere Note. Der letzte Schliff – frische oder tiefgefrorene Kräuter, gehobelter Parmesan oder Oliven.

Gemüseomelett mit Schinken
Zutaten für 1 Person

- 2 Eier
- 1 kleine Zwiebel
- $\frac{1}{2}$ Paprikaschote
- 1 Tomate
- Butter zum Anbraten
- 2 Scheiben gekochter Schinken
- 1 EL Schnittlauch
- Salz und Pfeffer

= **ca. 10 g Kohlenhydrate und 400 kcal**

Verführungen auf dem Weg

Leckereien an jeder Straßenecke

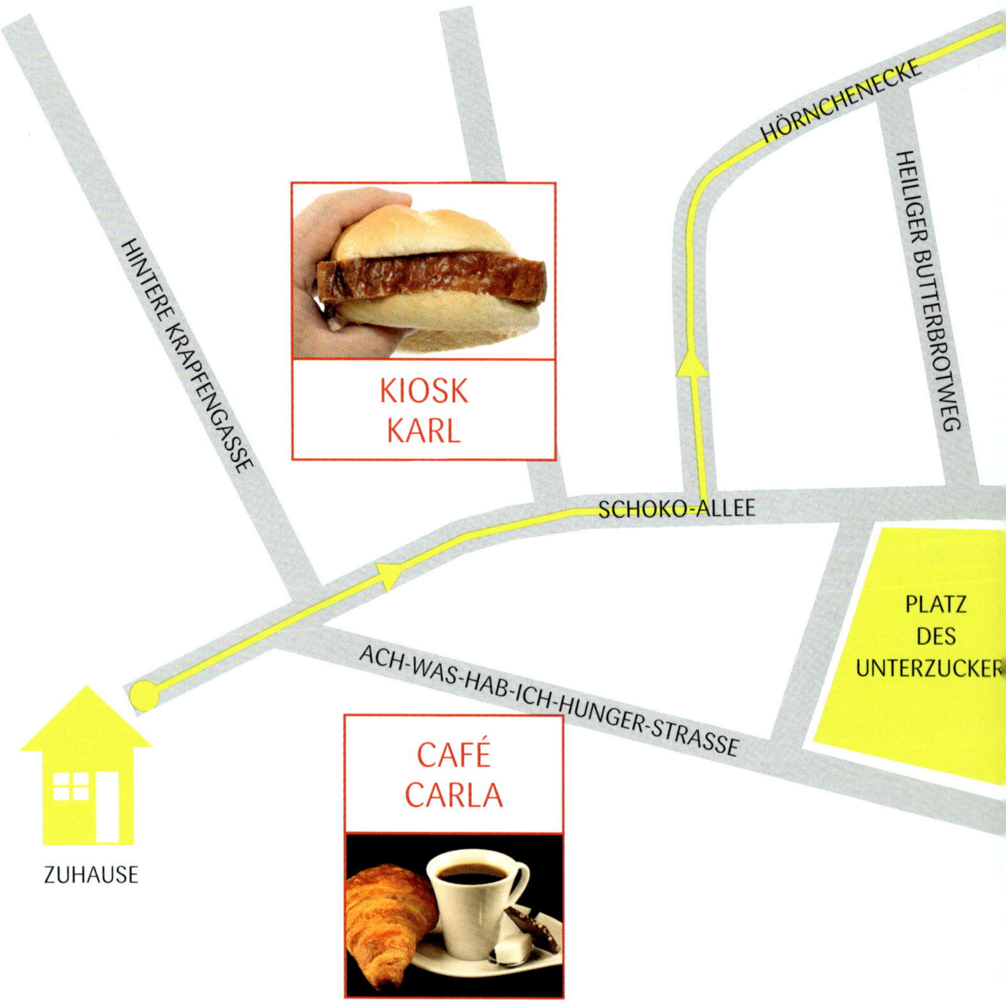

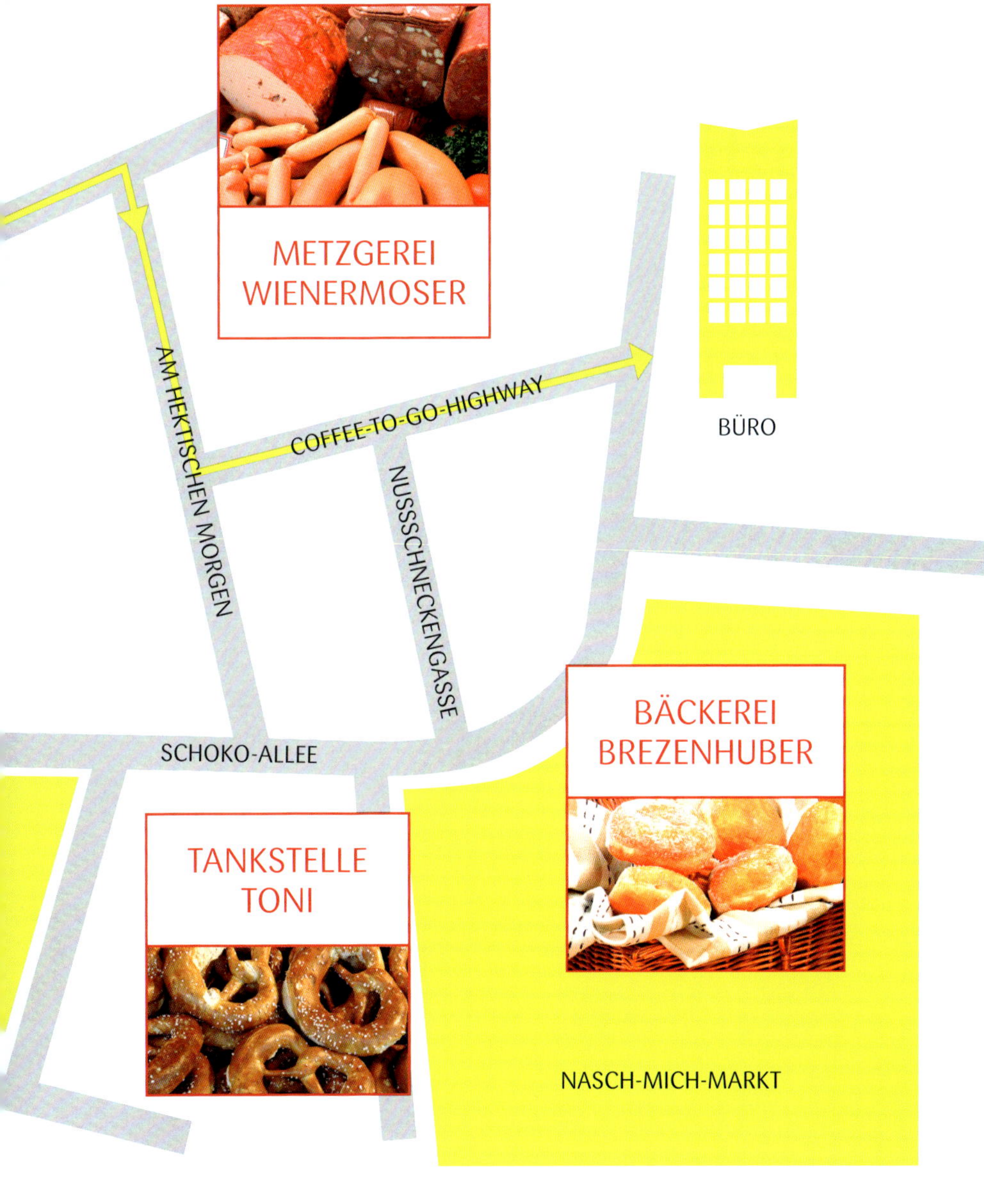
METZGEREI
WIENERMOSER
BÜRO
AM HEKTISCHEN MORGEN
COFFEE-TO-GO-HIGHWAY
NUSSSCHNECKENGASSE
SCHOKO-ALLEE
BÄCKEREI
BREZENHUBER
TANKSTELLE
TONI
NASCH-MICH-MARKT

Frühstück unterwegs

Mit der Rosinenschnecke auf dem Weg zur Arbeit

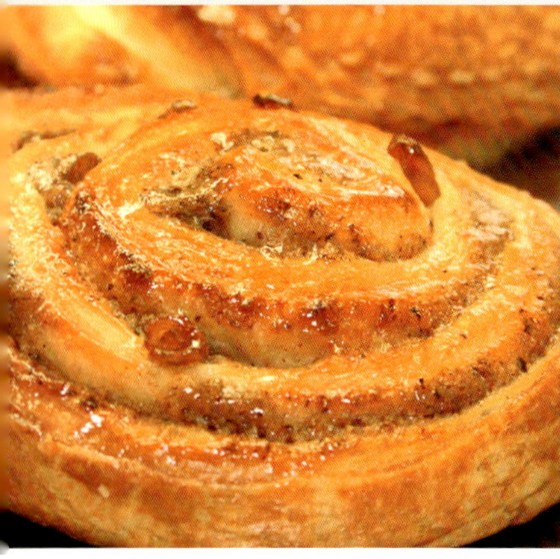

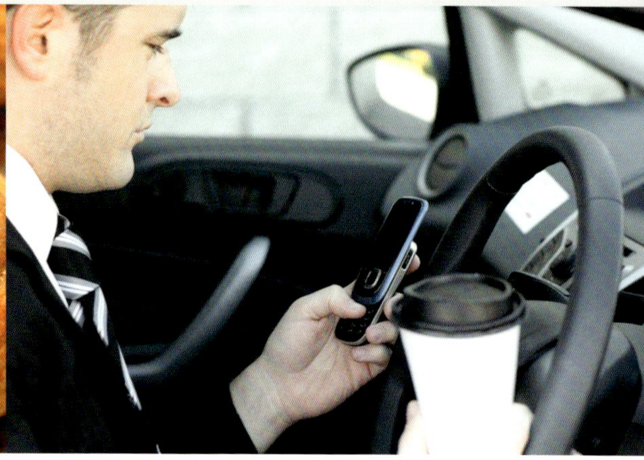

Der kurze Stopp beim Bäcker

1 Rosinenschnecke

1 Latte macchiato mit 1 TL Zucker

= **ca. 80 g Kohlenhydrate und 560 kcal**

Um 560 Kalorien zu verbrennen, müssten Sie als 90-Kilo-Mann 45 Minuten Treppen steigen. Bei einer Durchschnittsgeschwindigkeit von einer Stufe pro Sekunde könnten Sie eine Bäckerei im 180. Stockwerk aufsuchen.

Nach diesen fünf Minuten beim Bäcker sollten Sie für diesen Tag die *Kohlenhydratbremse* ziehen. 80 Gramm Kohlenhydrate in zehn Minuten – der morgendliche Einkehrschwung beim Bäcker sollte eine Ausnahme sein und nicht zum Ritual werden. Er bringt Sie keinesfalls in Schwung, sondern lässt den Bauchring schneller wachsen.

Ähnliche Frühstücksfallen sind

- Nussschnecke
- Amerikaner
- Schokomuffin

Auf einen Blick: Kohlenhydratmenge in Gramm für die oben beschriebene Speisenkombination. Achten Sie auf Ihr

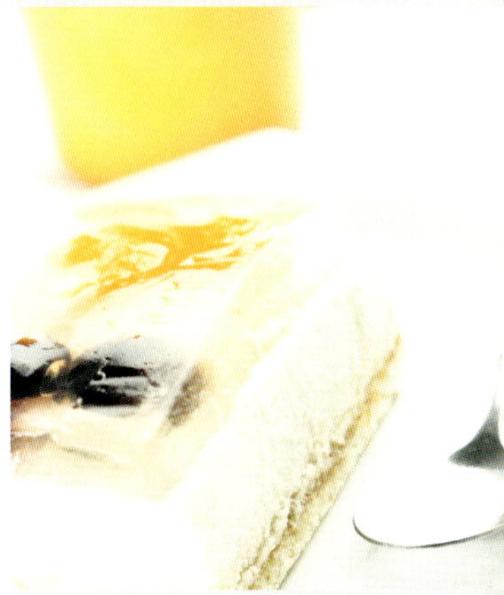

Besser snacken beim Bäcker

In einer Bäckerei eine kohlenhydratarme Alternative zu finden, erinnert an die Parkplatzsuche beim WM-Finale in Berlin. Es grenzt fast an ein Wunder, aber wer die Augen offen hält, kann auch hier einen Treffer landen.

Das schnelle Frühstück

Millirahmstrudel
Cappuccino mit Zucker

= **ca. 26 g Kohlenhydrate und 295 kcal**

Halten Sie Ausschau nach folgenden Varianten

- Joghurt mit Früchten. So ein Joghurtbecher kann eine gute Alternative sein. Fragen Sie nach, ob es sich um gesüßten Fruchtjoghurt handelt. Wenn ja, dann suchen Sie lieber weiter.

- Kuchen oder Strudel auf Quarkbasis. Diese können sich hinter den Bezeichnungen Millirahmstrudel, Quarkstrudel oder Käsekuchen verstecken. Aber Vorsicht – nicht zu verwechseln mit Plunderteilchen.

Pluspunkt: Joghurt und Kuchen lassen sich nicht schnell unterwegs verzehren, sondern fordern ihre Genusszeit - zumindest am Stehtisch.

Tipp

Starten Sie in kleinen Schritten: Bei jedem zweiten Bäckereibesuch nehmen Sie den Coffee-to-go einfach ohne die Rosinensemmel mit!

26

naximal empfohlene Kohlenhydrat-Tagesmenge (siehe Seiten 34/35)!

Snacken im Büro

Der gewohnte Griff in die Schublade

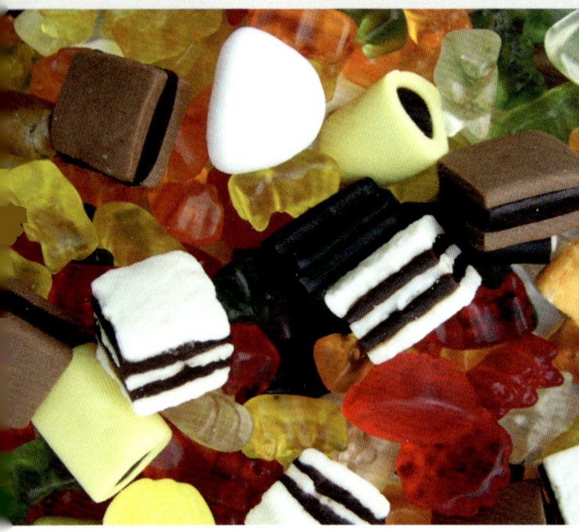

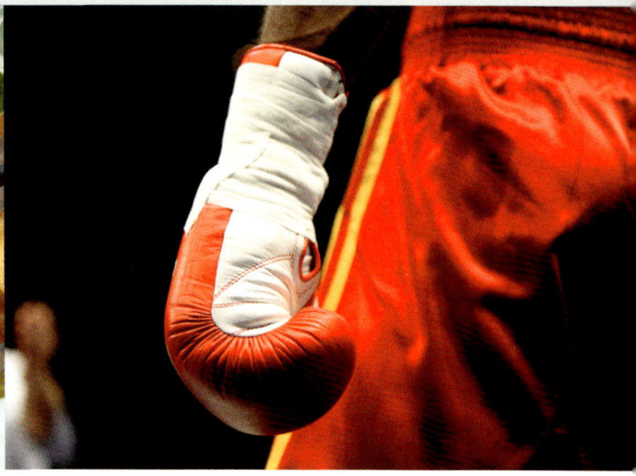

Der kleine Snack zwischendurch

Die Schreibtischschublade hat es in sich und verführt Sie den ganzen Tag über zum Snacken:

1 Schokoriegel (50 g)
1 Handvoll Lakritze (60 g)
1 Handvoll Gummibärchen (60 g)
5 Bonbons (20 g)

= **ca. 130 g Kohlenhydrate und 600 kcal**

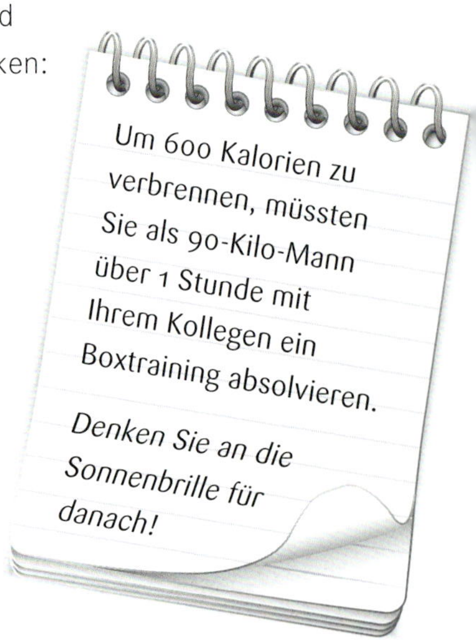

Snacken ist der größte Feind an der *Bauchfront.* Ganz unscheinbar und nebenbei erfolgt der Griff zur Schreibtischschublade, und fast von selbst erweitert sich Ihr Bauchumfang. Wahre Kohlenhydratbomben warten darauf, fast stündlich aus ihrem Versteck geholt zu werden.

Bei einem 8-Stunden-Arbeitstag sind Sie pro Woche ganze 40 Stunden dieser Verführung ausgesetzt.

Auf einen Blick: Kohlenhydratmenge in Gramm für die oben beschriebene Speisenkombination. Achten Sie auf Ihr

Pluspunkt: Hochprozentige Schokolade

Bei Schokolade mit einem Kakaoanteil von mindestens 80 Prozent haben Sie schnell eine Kohlenhydratersparnis von über 50 Prozent im Vergleich zum Vollmilchschokoriegel. Tasten Sie sich langsam ran auf dem Weg zum »Hochprozentigeren«. Den Geschmacksrichtungen sind dabei keine Grenzen gesetzt. Probieren Sie auch mal Schokolade mit Chili, Ingwer oder rosa Pfeffer.

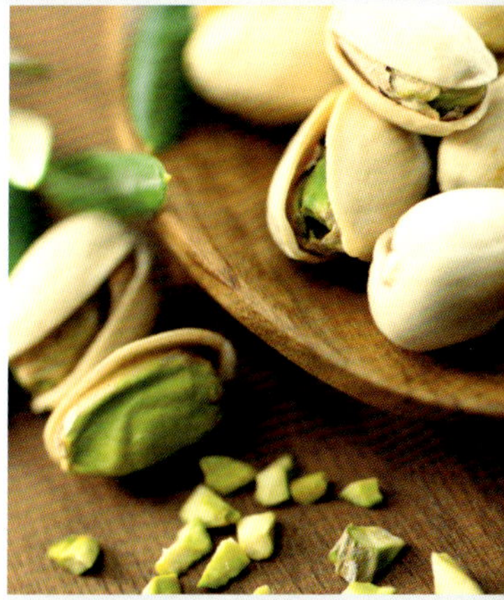

Das etwas andere Schubladenmenü

- 1 Riegel Bitterschokolade, mindestens 80 % Kakaoanteil (20 g)
- 1 Handvoll getrocknete Apfelchips (20 g)
- 1 Handvoll Pistazien (20 g)
- 5 Kaugummis

= ca. 25 g Kohlenhydrate und 300 kcal

Pluspunkt: Getrocknete Apfelchips

Knabberspaß mal anders: Unter den getrockneten Früchten haben die Apfelchips den geringsten Anteil an Kohlenhydraten. Auch gut: Deponieren Sie ein Taschenmesser in Ihrer Schublade und Sie können sich jederzeit einen frischen Apfel aufschneiden.

Pluspunkt: Zuckerfreie Kaugummis

Ein frischer Pfefferminzgeschmack hemmt ein wenig die Lust auf Süßes. Ein weiterer guter Nebeneffekt: Kauen verbessert die Gedächtnisleistung!

Meetings und Konferenzen

Der Griff zu Keksen und Cola

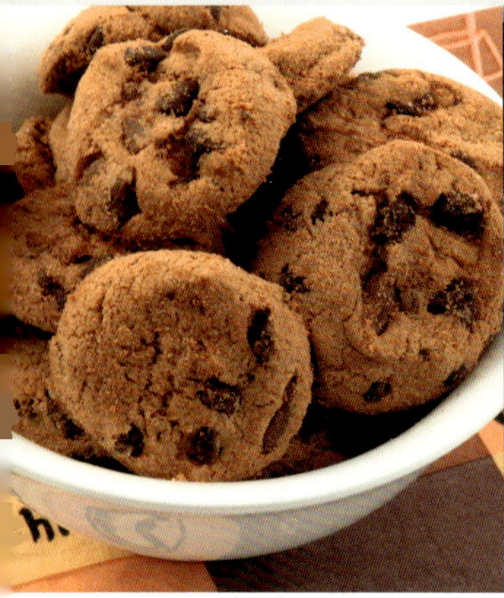

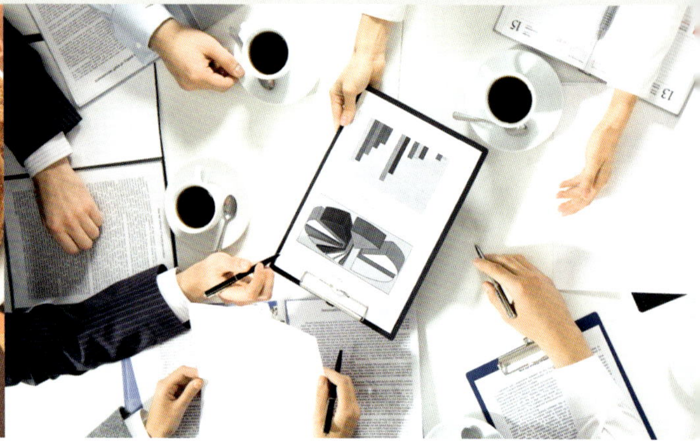

Der »Bürobauch« –
Resultat einer 60-Stunden-Woche

Die typische Meetingfalle

1 Tasse Kaffee mit 2 TL Zucker

1 kleine Flasche Cola (0,3 l)

4 Kekse

= **ca. 70 g Kohlenhydrate und 450 kcal**

Meetings gehören zum Arbeitsalltag wie Kekse zum Kaffee. Genau hierin liegt auch die Falle. Geht man davon aus, dass Sie täglich ein Meeting haben, so sind Sie wöchentlich fünfmal diesen Verführungen am Besprechungstisch ausgesetzt. Schnell haben Sie zugegriffen und belasten damit nicht nur Ihre Kohlenhydratbilanz, sondern auch Ihren Bauchumfang.

»Wer weiss, vielleicht begegnen Sie im Treppenhaus ja einer hübschen Verführung?«

Um 450 Kalorien zu verbrennen, müssten Sie als 90-Kilo-Mann mehr als eine ½ Stunde Treppensteigen. Das wären 2.160 Stufen innerhalb der Firma. Also 30-mal vom Erdgeschoss in den fünften Stock, selbstverständlich ohne Lift.

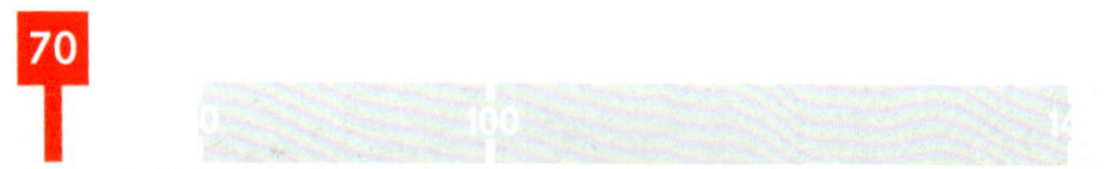

Auf einen Blick: Kohlenhydratmenge in Gramm für die oben beschriebene Speisenkombination. Achten Sie auf Ih

Schlank trotz Meetings

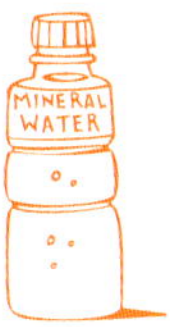

Muss es immer etwas zum Naschen sein oder reichen auch mal nur Getränke? Bringen Sie das Thema auf den Tisch – egal, welche Rolle Sie am Konferenztisch einnehmen.

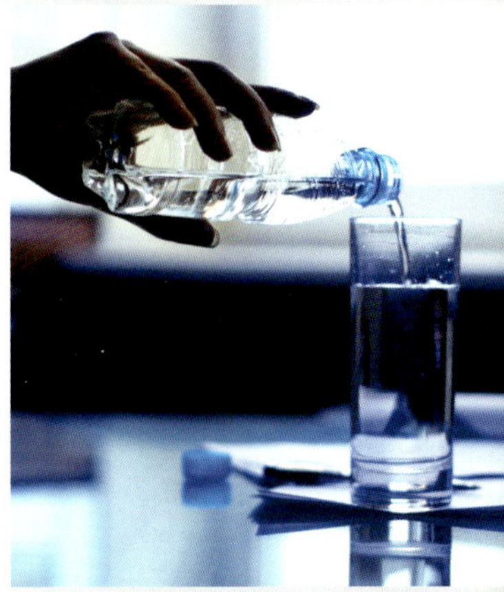

Wasser

Vergessen Sie das Trinken nicht. Ein Glas pro Stunde sollte es schon sein. So bleiben Sie mit Ihrer Konzentration länger bei der Sache. Wenn Sie bislang kein Wasserfan waren, dann regen Sie an, zum Wasser etwas Zitrone zu reichen. Lassen Sie sich wie bei einer Weinprobe von den unterschiedlichen Wassergeschmacksrichtungen inspirieren.

Eine Erfrischung

1 Tasse Tee
1 Glas Wasser

= 0 g Kohlenhydrate und 0 kcal

Zucker im Kaffee oder der Griff zum Keks?

Hier sollten Sie sich entscheiden. Wenn Sie bei den Keksen zugreifen möchten, sollte Ihr Kaffee schwarz sein oder nur Milch enthalten.

Tee

Ihnen sagt die normale Auswahl an Teesorten nicht zu? Fast kein Getränk gibt es in so vielen Varianten wie Tee. Regen Sie Ihre Kollegen und Mitarbeiter zu mehr Vielfalt bei den Teesorten an. Bei Sorten mit Süßholz fällt der Verzicht auf Zucker leichter.

Kaffee

Vorsicht vor zu viel Zucker!

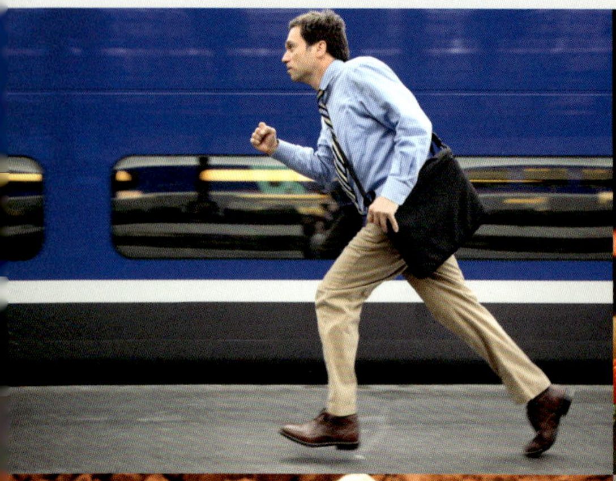
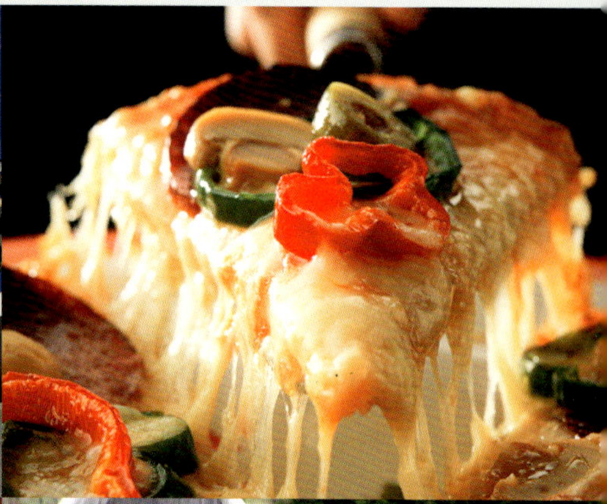
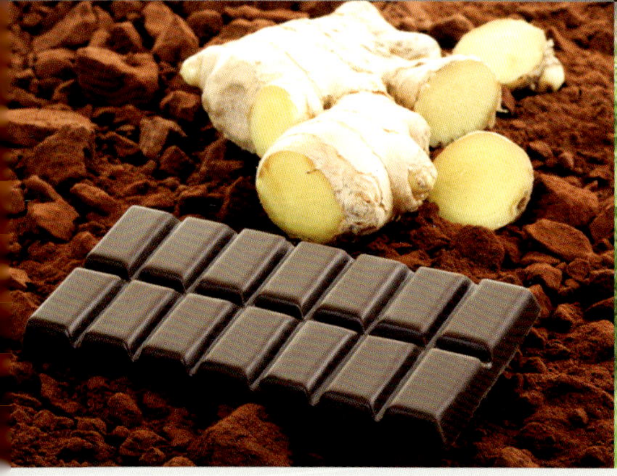
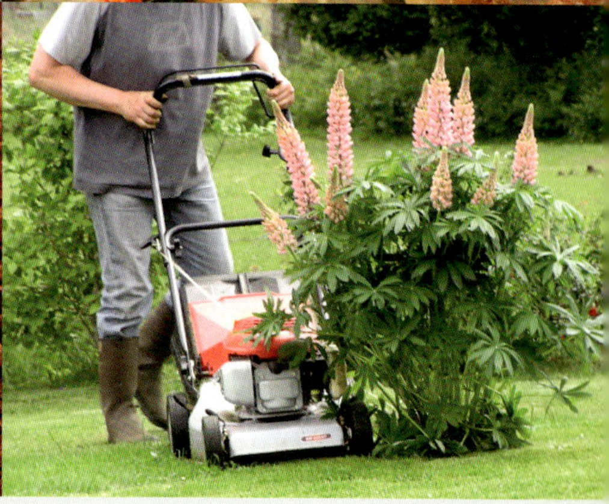

Ernährungsfallen während des Tages

Mit dem Auto unterwegs

Schnelle Kohlenhydrate an der Raststätte

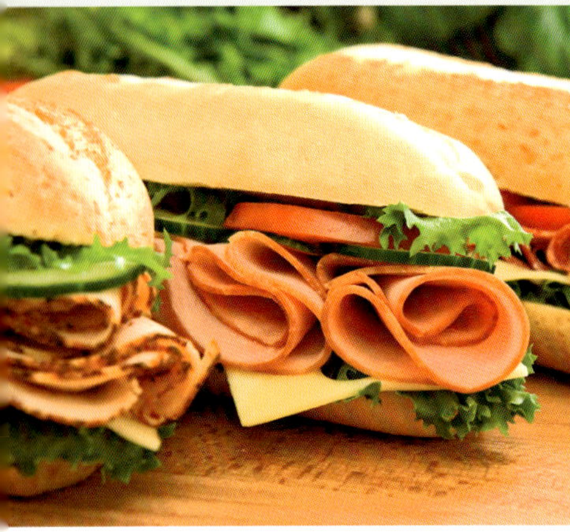

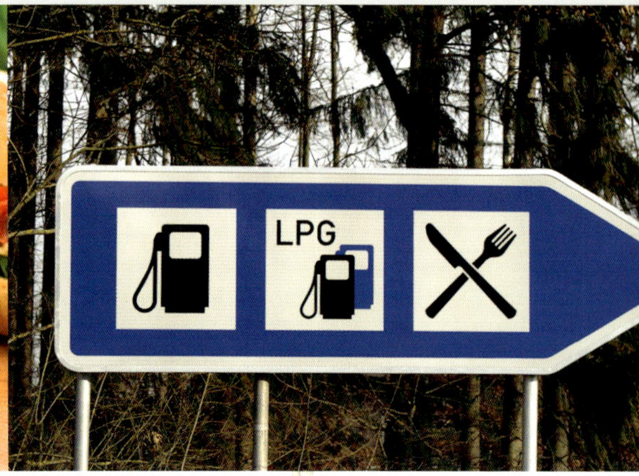

Die Sandwichfalle

1 Sandwich belegt mit Salami, Käse, Butter, Tomate, Salatblatt, Sandwichsauce
1 Softdrink »to go« (0,5 l)

= **ca. 130 g Kohlenhydrate und 1.000 kcal**

Überrascht?
Hätten Sie erwartet, dass ein kurzer Boxenstopp so ins Gewicht fällt? Die Kombination aus langem Sitzen und schnellem Hungerstillen ist ein gefundenes Fressen für Ihren Bauchansatz.

Um 1.000 Kalorien zu verbrennen, müssten Sie als 90-Kilo-Mann fast 3 Stunden Fahrrad fahren. Bei einer durchschnittlichen Geschwindigkeit von 15 km/h kommen Sie damit 45 Kilometer weit. Vielleicht sollten Sie für den Rest Ihrer Reise das Fahrrad benutzen?

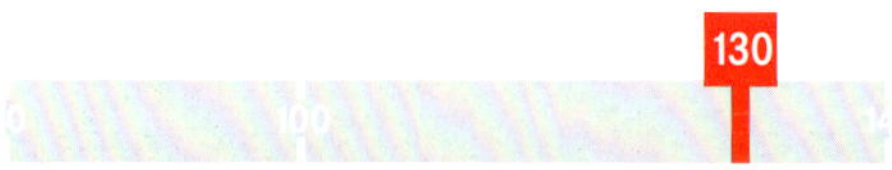

Auf einen Blick: Kohlenhydratmenge in Gramm für die oben beschriebene Speisenkombination. Achten Sie auf Ihr

Der clevere Autostopp

Auch an der Raststätte gibt es Alternativen – und diese in unterschiedlichen Geschmacksvarianten. Haben Sie schon mal Wraps probiert? Ihr Vorteil: Aufgrund der dünnen Teighülle sparen Sie Kohlenhydrate ein.

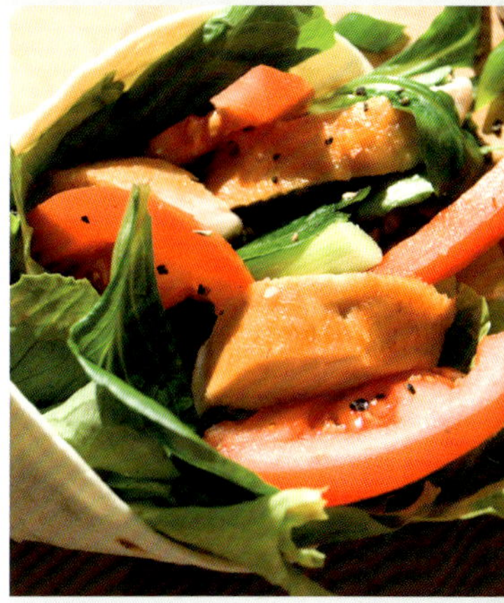

Der Snack auf die Hand

Halten Sie Ausschau nach einem Wrap. Diesen gibt es häufig in den Varianten mit Rindfleisch, Hähnchen, Thunfisch oder nur mit Gemüse und Salat.

Für Unterwegs

1 Wrap mit gebratenem Hähnchenfleisch und Salat
1 Mineralwasser (0,5 l)

= ca. 40 g Kohlenhydrate und 400 kcal

Der Snack am Buffet

Stellen Sie sich Ihren Salat am Buffet zusammen – bunte Blattsalate, Thunfisch, knackige Paprika und Karotten ergeben im Nu einen frischen Snack, der Ihnen auch weiterhin Power hinterm Steuer gibt.

Der Super-Spar-Tipp

Bis zu 50 Gramm weniger Kohlenhydrate, wenn Sie statt dem Softdrink ein Mineralwasser nehmen.

Der Profi bereitet sich vorab seine eigene Box mit Gemüse- und Obststicks vor und kann unabhängig von allen Raststätten snacken.

Mit der Bahn unterwegs

Snacks so weit das Auge reicht

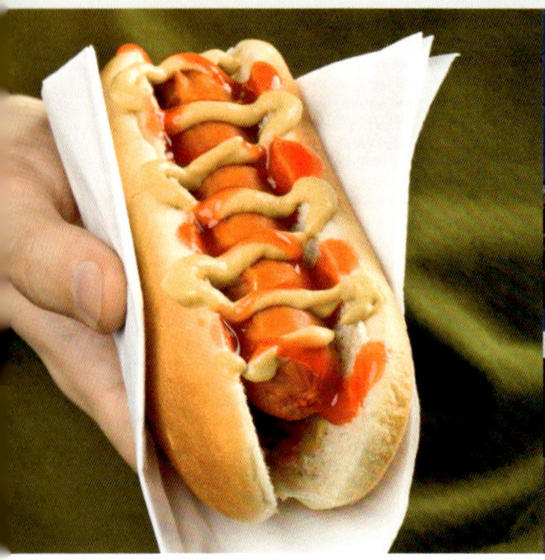

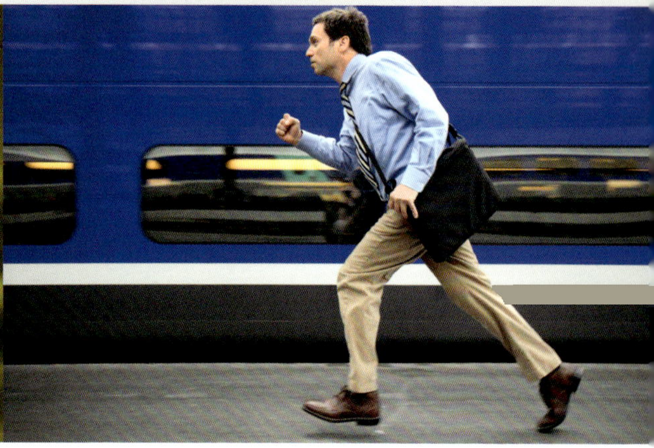

Verlockungen hoch drei

1 Hotdog in der Bahnhofshalle
1 Schokoriegel (50 g)
aus dem Automaten am Gleis
1 Erfrischungsgetränk (0,3 l)
aus der rollenden Zugsnackbar

= **ca. 90 g Kohlenhydrate und 700 kcal**

Um 700 Kalorien zu verbrennen, müssten Sie als 90-Kilo-Mann mehr als 1 Stunde schnell laufen, z.B. dem verpassten Zug hinterherrennen.

Snackshops, Süßigkeitenautomaten und die rollende Snackbar im Zug – ein Tummelplatz für Kohlenhydrate.

Hier können Sie beweisen, wie standhaft Sie sind und wie geschickt Sie Ihre Snacks auswählen.

Auf einen Blick: Kohlenhydratmenge in Gramm für die oben beschriebene Speisenkombination. Achten Sie auf Ihr

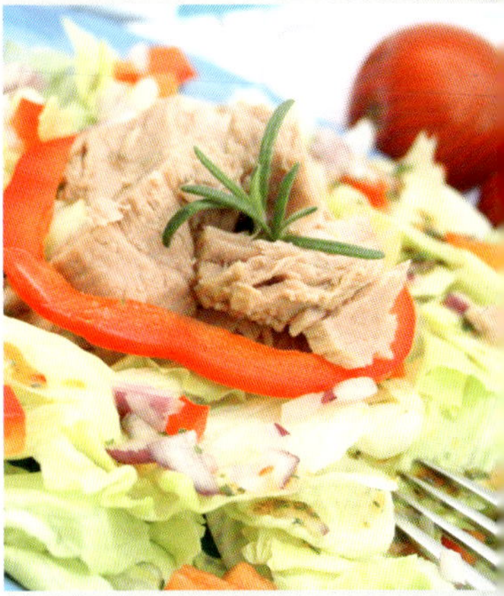

Ausschau halten lohnt sich!

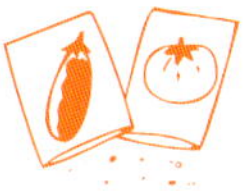

Bahn fahren bietet Ihnen kulinarisch beste Möglichkeiten. Nutzen sie die vielfältigen Angebote!

Halten Sie an den Snackständen oder Lebensmittelgeschäften Ausschau nach

- einer Salatbox mit Thunfisch, Hähnchen oder Schafskäse
- einem frischen Obstsalat
- frischem Obst mit Joghurt
- Buttermilch
- Frikadelle oder Putenschnitzel, aber bitte ohne Brötchen
- einer kleinen Käseauswahl mit Cocktailtomaten

Genießen Sie im Bordrestaurant in entspannter Atmosphäre

- eine Tomatencremesuppe
- eine Gemüsesuppe
- einen frischen Salat mit Garnelen oder Rindfleisch
- Fischspezialitäten mit Gemüse

Rezept

1 gemischter Salat mit Thunfisch aus der Salatbox
1 Mineralwasser

= ca. 9 g Kohlenhydrate und 390 kcal

Im Flugzeug unterwegs

Schwere Snacks in luftiger Höhe

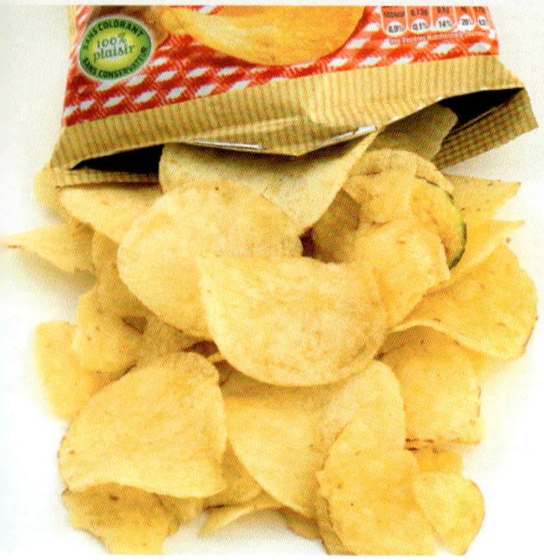

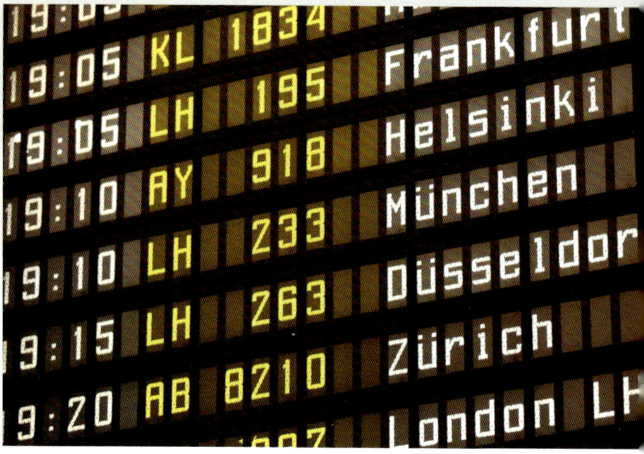

Die Kohlenhydratfalle in der Luft

Hin- und Rückflug an einem Tag

7:20 Abflug München – Hamburg

1 Waffelschnitte (75 g)

1 Kaffee mit Milch und 1 TL Zucker

19:30 Rückflug Hamburg – München

1 Tüte Chips (25 g)

1 Cola (150 ml)

= **ca. 76 g Kohlenhydrate und 600 kcal**

Um 600 Kalorien zu verbrennen, müssten Sie als 90-Kilo-Mann 1,5 Stunden Golf spielen.

Sie könnten ja mal versuchen, die Chipstüte wegzuschlagen.

Zwei Kurzstreckenflüge an einem Tag sind für viele keine Seltenheit. Wenn Sie dem Snackangebot der schlanken Flugbegleiterin nicht widerstehen können, sammeln sich knapp 80 Gramm Kohlenhydrate auf Ihrem Konto. Ganz abgesehen von den Verführungen zwischen Check-in und Boarding.

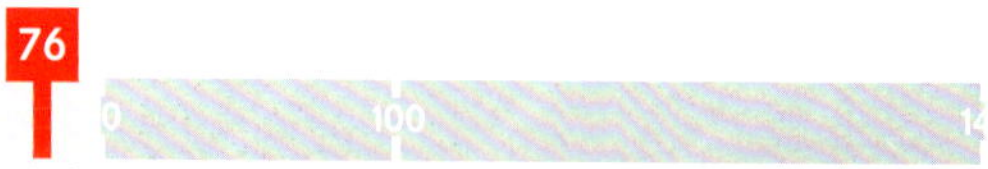

Auf einen Blick: Kohlenhydratmenge in Gramm für die oben beschriebene Speisenkombination. Achten Sie auf Ihre

Fliegen statt snacken

Steigen Sie nicht heißhungrig ins Flugzeug, so fällt es Ihnen leichter, zu Waffeln, Chips und Schokoladenherzen Nein zu sagen. Nutzen Sie das Flugzeug als Transportmittel und nicht als Schnellimbiss.

Zurücklehnen und entspannen

Freuen Sie sich auf die große Auswahl an Getränken an Bord. Je nach Tageszeit gibt es interessante Drinks, die Ihnen die Flugzeit ein wenig verschönern und auch zur Entspannung beitragen.

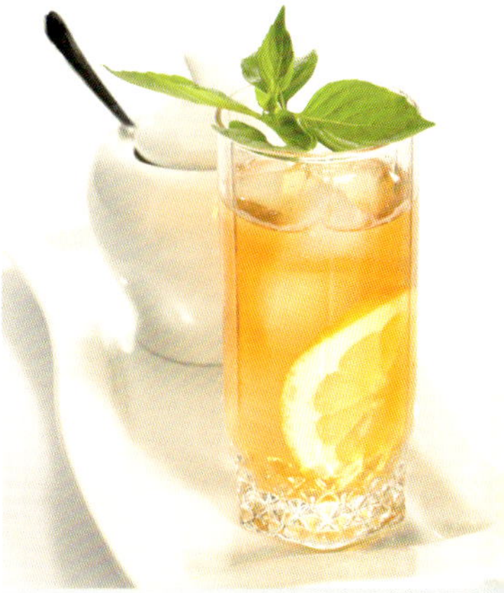

Hin und Zurück

7:20 Abflug

München – Hamburg

1 Glas Orangensaft

1 Kaffee mit Milch

19:30 Rückflug

Hamburg – München

1 Glas Tomatensaft

1 Tee mit Zitrone

= ca. 17 g Kohlenhydrate und 83 kcal

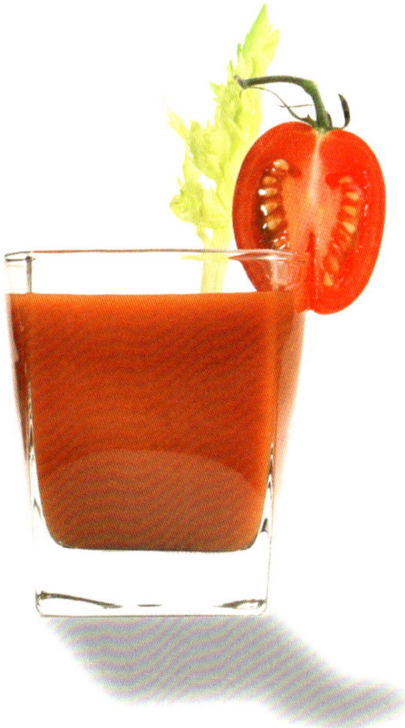

In der Kantine

»Pommes« – die treuen Begleiter

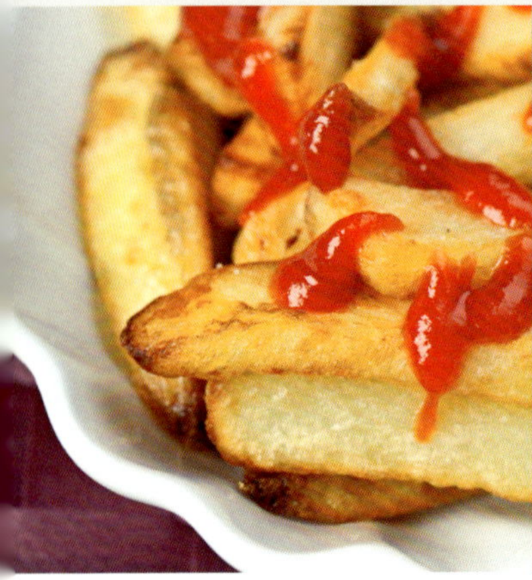

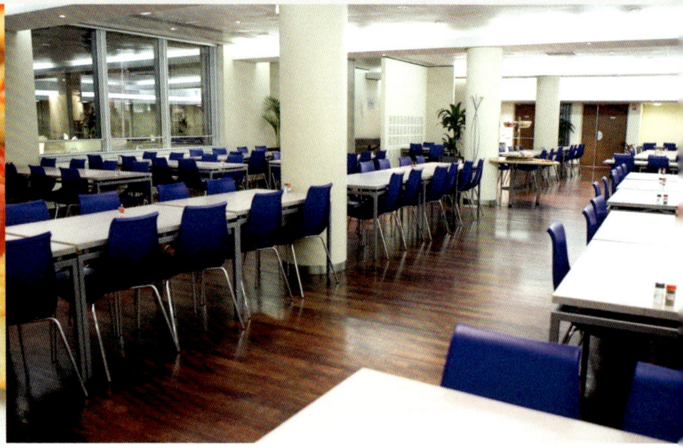

Was gibt's heute?

1 Beilage Pommes frites (200 g)

= **ca. 52 g Kohlenhydrate und 550 kcal**

Montag

½ Grillhähnchen mit Pommes frites

Dienstag

Cevapcici mit Zaziki und Pommes frites

Mittwoch

Currywurst mit Pommes frites

Donnerstag

Wiener Schnitzel mit Pommes frites und Beilagensalat

Freitag

Schollenfilet mit Remouladensauce und Pommes frites

Nur um die 550 Kalorien der Beilage Pommes frites zu verbrennen, müssten Sie als 90-Kilo-Mann 1 Stunde Holz hacken.

Leider werden Pommes frites in der Großküche nicht auf dem offenen Feuer zubereitet, sondern in der Fritteuse.

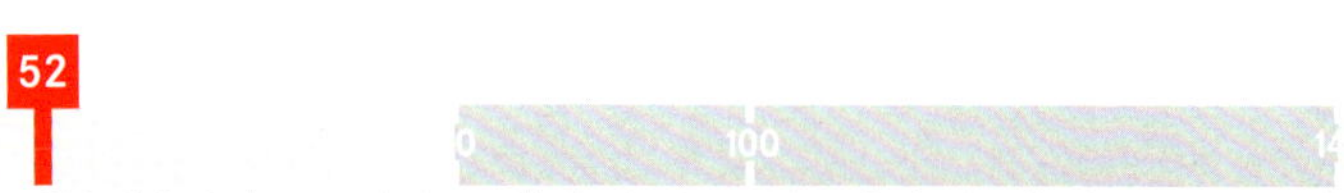

Auf einen Blick: Kohlenhydratmenge in Gramm für die oben beschriebene Speisenkombination. Achten Sie auf Ihr

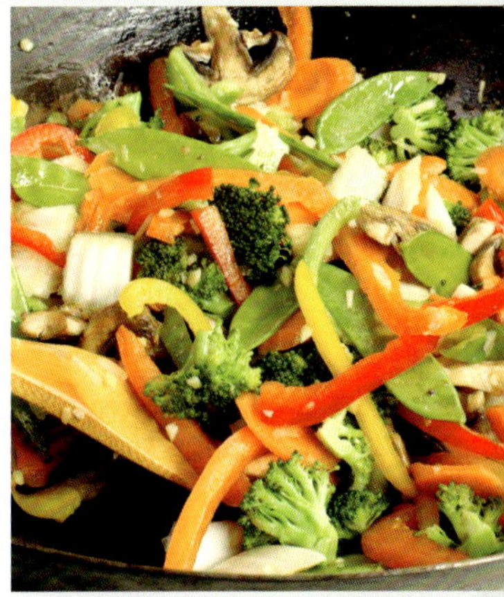

Entgehen Sie den Beilagenfallen in der Kantine, indem Sie folgende Punkte beachten:

Machen Sie einen Wochenplan

Drucken Sie sich den Speiseplan der Woche aus. Markieren Sie die Pommesgerichte und halten Sie am selben Tag nach einem anderen Gericht Ausschau.

Die bessere Beilage

Gemischtes Gemüse als Beilage (200 g)

= **ca. 10 g Kohlenhydrate und 70 kcal**

Starten Sie mit einer Suppe

Halten Sie Ausschau nach der Tagessuppe. Minestrone, Tomaten- oder Zucchinicremesuppe sind ideal für den Start Ihres Mittagessens. Suppen stillen schnell den ersten Hunger und gelten als ideale Sattmacher.

Greifen Sie zu bei Gemüse

Sofern Sie bei den Beilagen frei wählen können, sollten Sie zum Gemüse greifen. Blumenkohl- oder Brokkoliröschen mit zerlassener Butter, mediterranes Zucchinigemüse oder Gemischtes aus dem Wok.

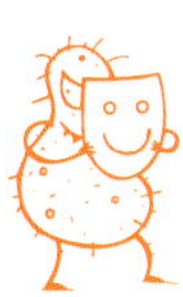

Pommes frites, die beliebteste Beilage, finden sich bei zahlreichen Kantinengerichten. Wenn Sie Ihren Gewohnheiten und Ihrem spontanen Appetit folgen, kann es schnell passieren, dass Sie viermal pro Woche Pommes auf Ihrem Teller finden.

Am Salatbuffet

Kartoffelsalat, Nudelsalat und viel Mayonnaise

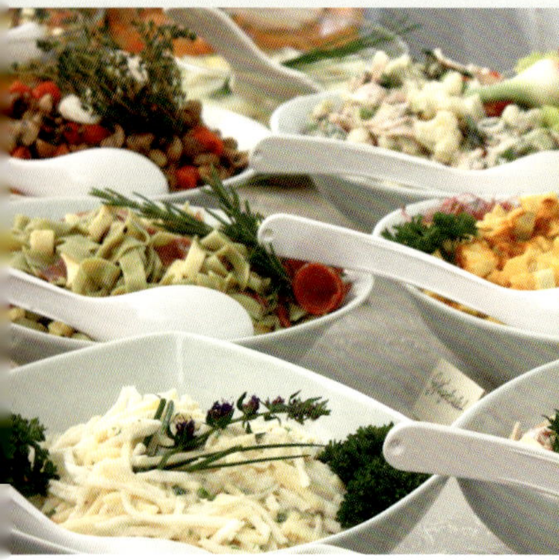

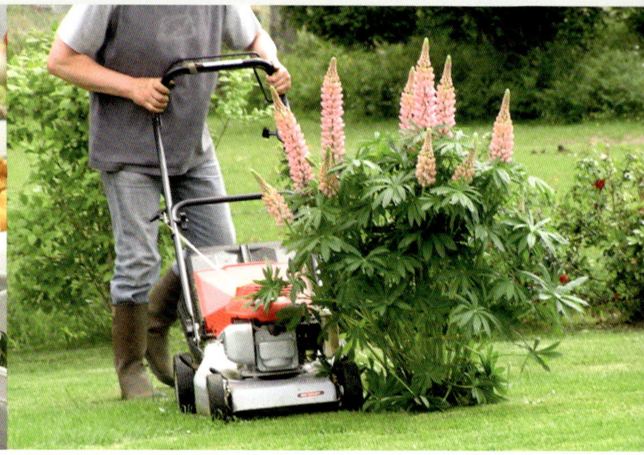

Vorsicht bei Pseudo-Salate

Der Pseudo-Salatteller

2 Portionslöffel Kartoffelsalat (250 g)
2 Portionslöffel Nudelsalat (250 g)
3 Scheiben Salatgurke
2 Viertel Tomaten
1 großer Löffel Fertigdressing
= **ca. 66 g Kohlenhydrate und 800 kcal**

Um 800 Kalorien zu verbrennen, müssten Sie als 90-Kilo-Mann 1,5 Stunden Rasen mähen. Sie können sich jetzt schon überlegen, welchem Freund Sie heute nach Feierabend diesen Gefallen tun werden.

Sie nehmen sich gerne einen großen Teller am Salatbuffet, weil Sie da mehr aufladen können? Diesen beladen Sie dann aber mit Mogelpackungen wie Kartoffel- und Nudelsalat? Auf diese Weise tanken Sie mit dem Gefühl, Salat gegessen zu haben, eine beachtliche Menge an Kohlenhydraten. Frisches Gemüse ist auf Ihrem Teller leider der doppelte Verlierer: Kein Platz mehr auf dem Teller, und das Wenige wird durch Fertigdressing ertränkt.

66 0 100 14

Auf einen Blick: Kohlenhydratmenge in Gramm für die oben beschriebene Speisenkombination. Achten Sie auf Ihre

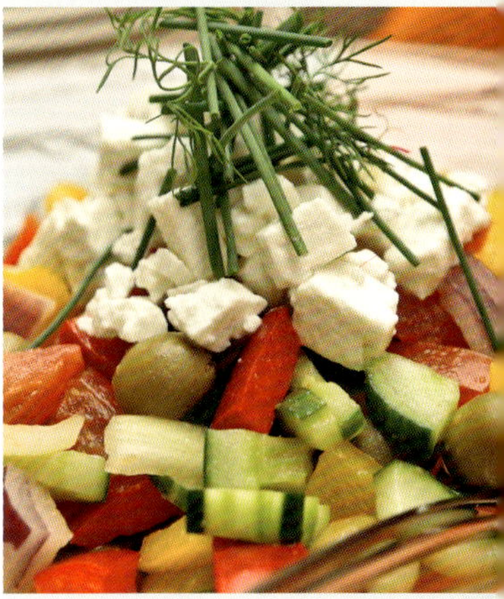

Gehen Sie neue Wege am Salatbuffet

- Wählen Sie wie gewohnt einen großen Teller für Ihren Streifzug am Salatbuffet.
- Suchen Sie sich zuerst ein paar knackige Salatblätter heraus. Im Vergleich zu Eisbergsalat liefern Salatsorten wie Radicchio und Feldsalat nicht nur mehr Geschmack, sondern auch mehr Vitalstoffe.
- Jetzt kommt Farbe ins Spiel. Bedienen Sie sich an den bunten Gemüsesorten wie Karotten, Tomaten, Paprika, Radieschen oder Gurken. Die Ampelfarben sollten sich auf Ihrem Teller wiederfinden, dann pushen Sie Ihr Immunsystem am meisten.
- Kombinieren Sie Ihren Salat mit einer eiweißhaltigen Zutat, wie Thunfisch, gekochten Eiern, Schafskäse oder Schinken.
- Halten Sie Ausschau nach den kleinen Extras, die den Salat abrunden: Sprossen, Sonnenblumen- oder Kürbiskerne, Walnüsse oder Oliven.
- Trauen Sie sich an die Olivenöl- und Essigflasche ran. Sie stehen nicht zur Dekoration am Salatbuffet, sondern warten darauf, verwendet zu werden.

Bunter Salat

Gemischte Blattsalate (50 g)
Karotten (100 g)
Tomaten (100 g)
Gurken (100 g)
Paprika (100 g)
Schafskäse (30 g)
Kürbiskerne (10 g)
Olivenöl, Balsamico

= ca. 11 g Kohlenhydrate und 400 kcal

Tipp

Ein Gang zum Salatbuffet lohnt sich schon allein wegen der dort anzutreffenden Ansammlung an Damen.

Im Fast-Food-Restaurant

Kleiner Aufpreis mit großer Wirkung

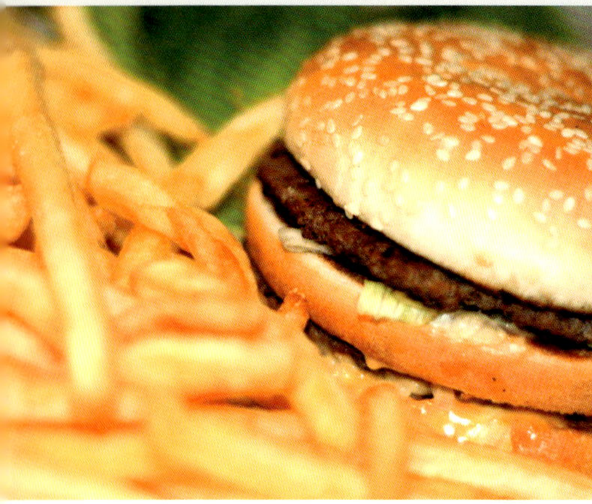

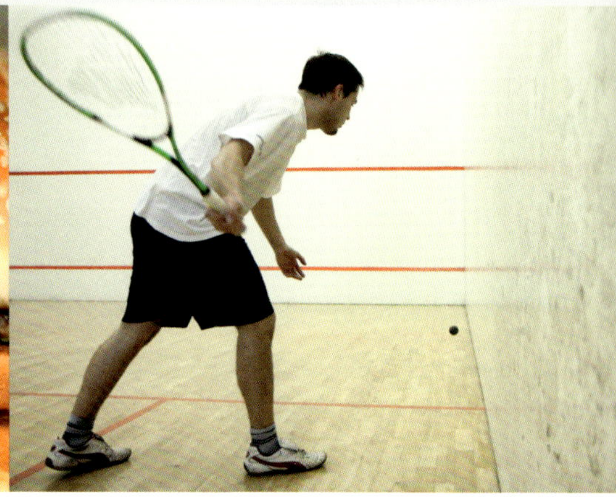

»Darf's ein bisschen mehr sein?«

Das XL-Burger-Menü

1 großer Burger

1 große Portion Pommes frites

1 große Cola (0,5 l)

= **ca. 150 g Kohlenhydrate und 1.170 kcal**

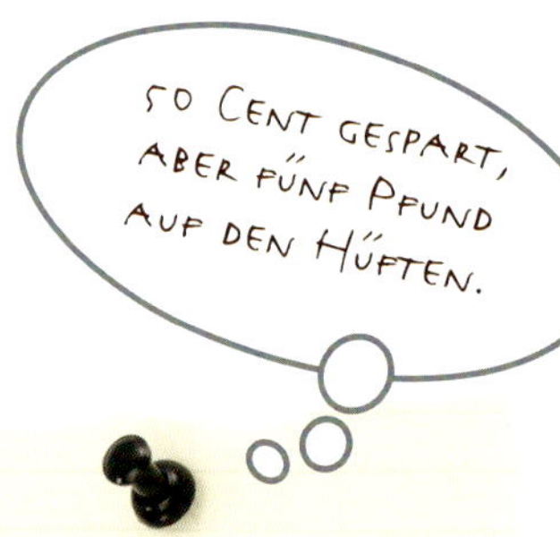

Bei jedem Besuch im Schnellrestaurant stehen Sie vor der Entscheidung, das Standardmenü oder nur für einen kleinen Aufpreis das große XL-Menü zu wählen. Was einmal auf Ihrem Tablett steht, essen Sie auf, egal ob groß oder klein. Allein die Wahl zum »XL«-Menü bringt 150 Gramm Kohlenhydrate auf Ihr Konto.

Um 1.170 Kalorien zu verbrennen, müssten Sie als 90-Kilo-Mann über 1 Stunde Squash spielen – was mit einem XL-Menü im Bauch eine echte Herausforderung darstellen dürfte.

0 100 14

Auf einen Blick: Kohlenhydratmenge in Gramm für die oben beschriebene Speisenkombination. Achten Sie auf Ihr

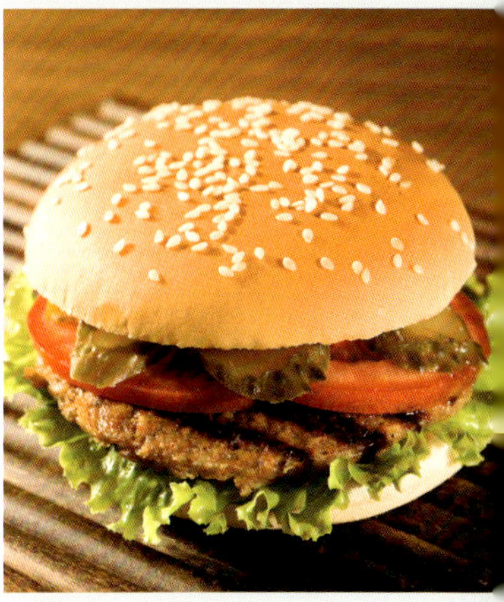

Bewusste Entscheidung für das Standardmenü

Es kommt auf die geschickte Kombination der Speisen an, wenn Sie im Schnellrestaurant Ihre Bestellung formulieren. Egal, ob Sie vom Auto aus bestellen oder den Weg in das Restaurant finden, entscheiden Sie sich bewusst für die kleine bzw. normal große Portion. Denken Sie an Ihren Bauchumfang und sagen Sie Nein zu verlockenden XL-Spar-Menüs. Selbst die gängige Portion liefert mehr als genug Kohlenhydrate.

Das Kleine-Burger-Menü

1 großer Burger
1 kleine Portion Pommes frites
1 kleine Cola (0,3 l)

= ca. 95 g Kohlenhydrate und 835 kcal

Oft können Sie statt der Pommes frites auch einen Salat als Beilage wählen. So erzielen Sie den größten Spareffekt! Diesmal freut sich Ihr Bauch mehr als Ihr Geldbeutel.

Tipp

Unter »McDonalds-Menü« können Sie die Nährwerte Ihrer individuellen Varianten online berechnen: http://www.mcdonaldsmenu.info/nutrition/home.jsp?loc=os&lang=de

95

Der Pizzaservice

Extra Salami und doppelt Käse

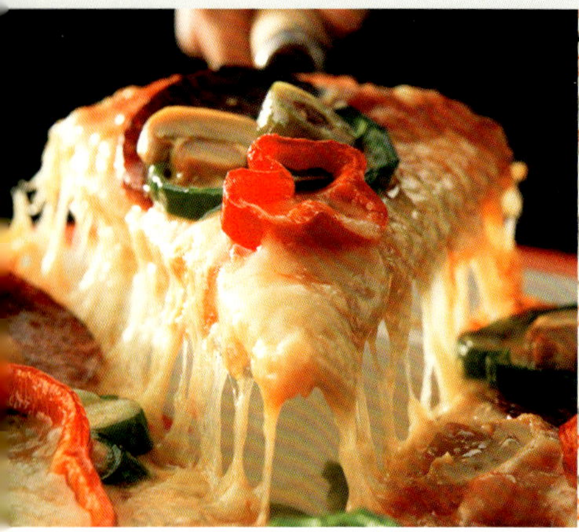

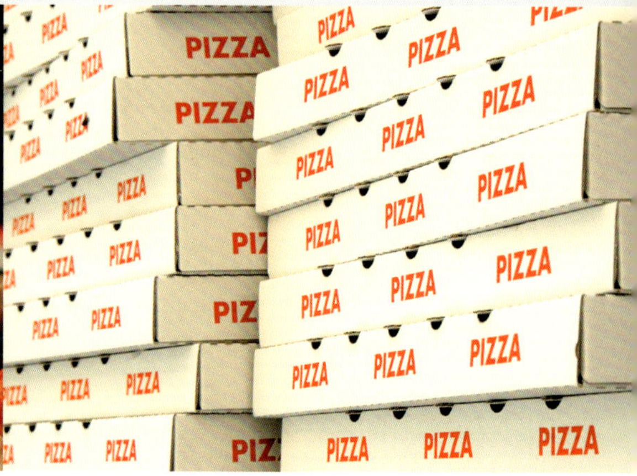

Der »Pizzabauch«

HÄTTE ICH DOCH NUR DAS ANGEBOT MEINER KOLLEGIN ANGENOMMEN UND EINE PIZZA MIT IHR GETEILT!

Schnell bestellt beim Pizzaservice

1 Pizza Salami

1 helles Bier (0,5 l)

= **ca. 100 g Kohlenhydrate und 1.000 kcal**

Der Pizzabauch entwickelt sich rasant bei so viel Komfort: bequem bestellt, ins Haus geliefert und schnell am Schreibtisch verzehrt.

Hinzu kommt, dass die Kombination von viel Käse, fettem Wurstbelag und Pizzateig schwer verdaulich ist und Ihnen viel Energie für den restlichen Tag raubt.

Um 1.000 Kalorien zu verbrennen, müssten Sie als 90-Kilo-Mann mehr als 1 Stunde brustschwimmen. Dafür sollten Sie auf jeden Fall immer die Pizzeria auf der anderen Seite des Sees aufsuchen.

100

Auf einen Blick: Kohlenhydratmenge in Gramm für die oben beschriebene Speisenkombination. Achten Sie auf Ihr

Wenn's schon der Pizzaservice sein muss, dann besser so

- Bestellen Sie immer einen großen gemischten Salat.
- Wählen Sie ein Essig-Öl-Dressing. Wenn möglich, würzen Sie Ihren Salat mit Ihrem eigenen Olivenöl und Essig. Mitgelieferte Salatdressings sind meist zu zuckrig und voller Zusatzstoffe.
- Bestellen Sie eine kleine Pizza, Sie sind nie zu alt für eine »Kinderpizza«.
- Versuchen Sie einen »Mitesser« für Ihre Pizza zu finden. Damen schaffen meist nie eine Pizza alleine und teilen gerne mit Ihnen.
- Auch bei der Auswahl des Belags sind Sie der Chef. Zu empfehlen sind hier: Champignons, Artischocken, Peperoni, Thunfisch, frische Paprika, Cherrytomaten, Ruccola und Parmaschinken.
- Vermeiden Sie Pizzen wie »Quadro formaggi«, denn da tummeln sich vier fettige Käsesorten auf einem »Kohlenhydratbett«

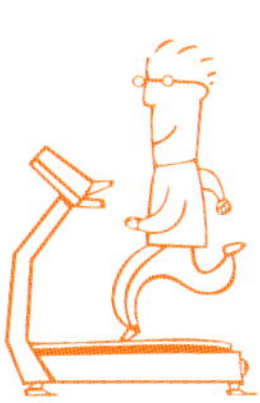

Je dünner der Boden, umso weniger Kohlenhydrate fallen an. Wenn Sie die Pizza ohne Rand essen, sparen Sie zusätzlich bis zu einem Drittel an Kohlenhydraten.

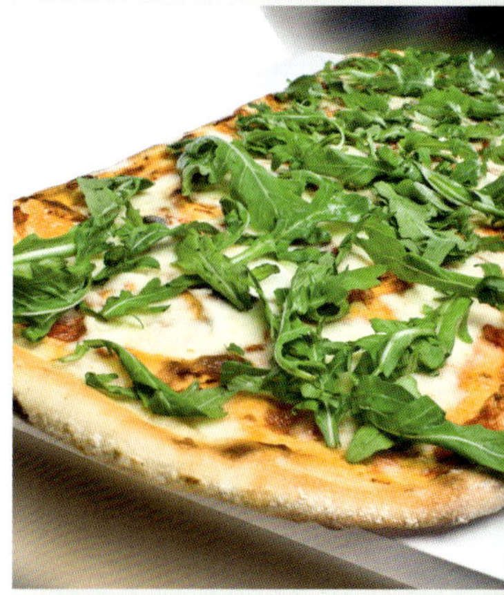

Ihre Bestellung

1 gemischter Salat mit Tomaten, Karotten und Gurken
½ Pizza mit Ruccola, Parmaschinken und Parmesan
1 Mineralwasser

= ca. 50 g Kohlenhydrate und 500 kcal

Extratipp Fragen Sie ruhig nach dem verwendeten Käse: Viele Pizzerien werben mit gutem Mozzarella, aber leider wird auch häufig genug Analogkäse benutzt.

50

Mittagsmenü im Restaurant

Verlockende Angebote zur Mittagszeit

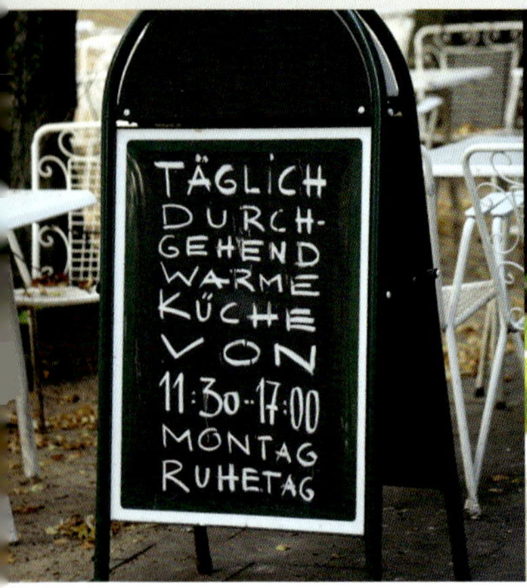
TÄGLICH
DURCH-
GEHEND
WARME
KÜCHE
VON
11:30-17:00
MONTAG
RUHETAG

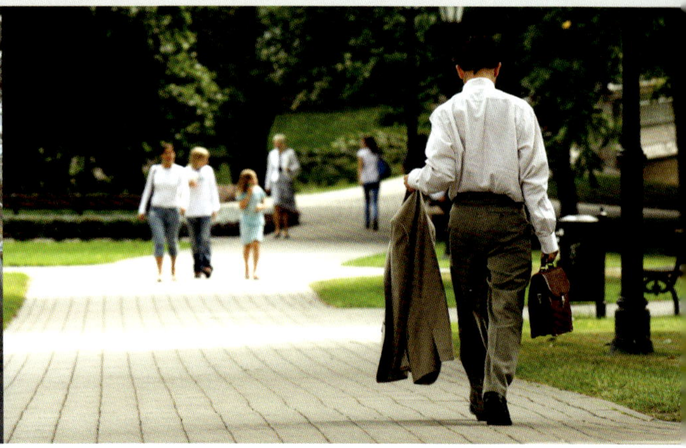

Fatale Menükombination

Kartoffelsuppe

* * *

Hausgemachte Rinderroulade mit Kartoffelpüree

* * *

Mokkacreme

= ca. 80 g Kohlenhydrate und 950 kcal

Um 950 Kalorien zu verbrennen, müssten Sie als 90-Kilo-Mann mehr als 3 Stunden spazieren gehen. Reicht Ihre Mittagspause dafür aus?

Dieses Mittagsmenü macht gleich dreimal negative Schlagzeilen

- Zu viele Kohlenhydrate
- Kein Gemüse bzw. Salat
- Extraportion Zucker im Dessert

Ähnlich fatale Kombinationen sind

- Pfannkuchensuppe, Backerbsensuppe, Leberknödelsuppe
- Schnitzel mit Pommes, Fleischspieß mit Bratkartoffeln, Schweinebraten mit Kartoffelknödel, Überbackener Camembert mit Preiselbeeren, Spaghetti Bolognese
- Milchreis, Vanillepudding, Weiße Schokoladenmousse

80 100 14

Auf einen Blick: Kohlenhydratmenge in Gramm für die oben beschriebene Speisenkombination. Achten Sie auf Ih

So wählen Sie Ihr Mittagsmenü richtig aus

- Eine Gemüsesuppe als Starter ist immer eine gute Wahl.
- Als Hauptspeise können Sie Fisch- oder Fleischgerichte mit Gemüse oder Salat wählen.
- Zum Abschluss dürfen Sie gerne frisches Obst oder eine Joghurt- bzw. Quarkspeise genießen.

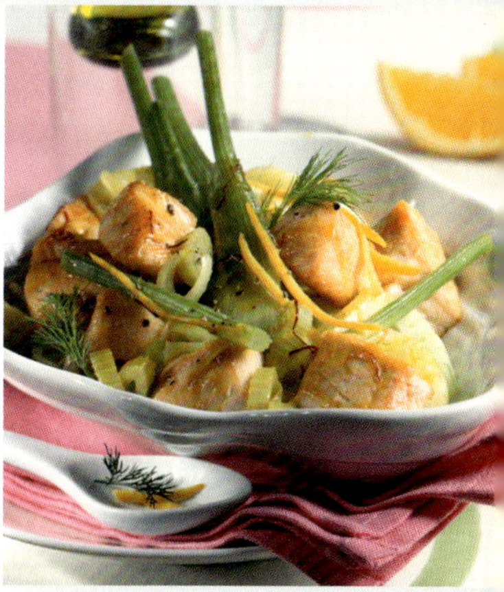

Gut gelungene Menükombis

Minestrone · Tomatensuppe · Zucchinisuppe

Lachsfilet mit gedünstetem Gemüse · Steak mit Grillgemüse · Linsen-, Bohnen-, Erbseneintopf · Gemüseauflauf

Fruchtsorbet · Quark-Joghurt-Speise mit frischen Früchten · Frischer Obstteller

Guten Appetit

Ein optimales Gericht

Minestrone
* * *
Fischfilet in Kräutersauce mit gedünstetem Gemüse u. a. mit Fenchelgemüse
* * *
Frischer Obstsalat

= ca. 45 g Kohlenhydrate und 440 kcal

Wussten Sie schon?
Fenchel enthält ätherische Öle, viele Vitamine und Aminosäuren, die sich positiv auf Psyche und Immunsystem auswirken.

Tipp

Genießen Sie als Dessert einen guten Espresso und Sie haben sich auch die Nachspeise gespart.

Süße Nachspeisen

Etwas Süßes hat immer noch Platz

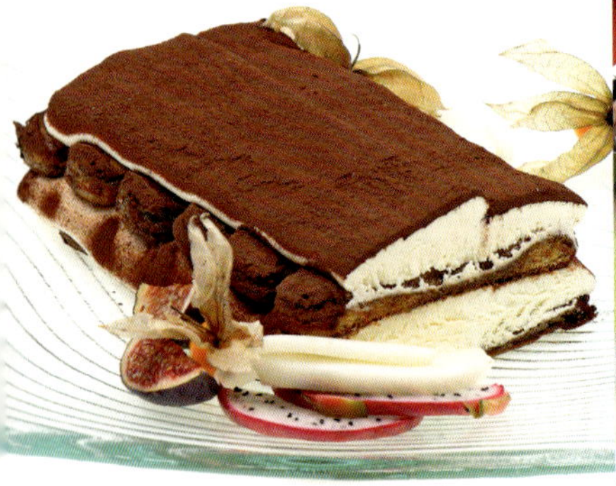

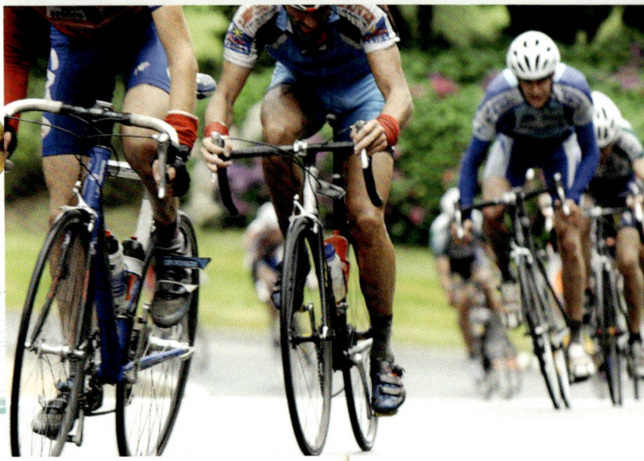

Die süße Versuchung

Wie *Mousse au Chocolat,* Eiscreme, Tiramisu die Bilanz verschärfen.

1 Schälchen Tiramisu um 12:00 Uhr

1 Becher Schokopudding um 20:00 Uhr

= **ca. 65 g Kohlenhydrate und 700 kcal**

Um 700 Kalorien zu verbrennen, müssten Sie als 90-Kilo-Mann 50 Minuten Radfahren. Allerdings in einem schnellen Tempo, d. h. Sie könnten fast schon den Italiener jenseits des Brenners besuchen.

Eine Mahlzeit ist für Sie erst dann komplett, wenn sie mit einem Dessert abgerundet wird? Sie freuen sich schon auf das herrliche Mittagsmenü beim Italiener um die Ecke, bei dem ein Schälchen Tiramisu als Dessert gereicht wird. Abends runden Sie Ihr Abendessen mit einem Becher Schokopudding ab, denn für Süßes ist doch immer noch Platz. Bei sieben Mittag- und sieben Abendessen pro Woche summieren sich 14 Desserts – das ist eine beachtliche Menge an Kohlenhydraten.

65

0 100 14

Auf einen Blick: Kohlenhydratmenge in Gramm für die oben beschriebene Speisenkombination. Achten Sie auf Ih

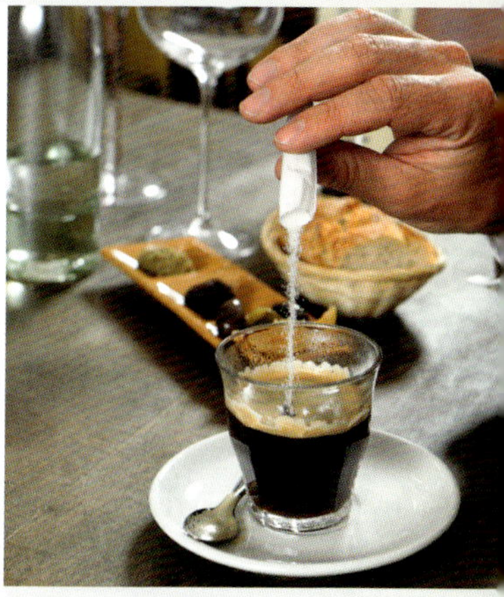

Stellen Sie Ihre Dessertgewohnheiten schrittweise um

- Sie sind es gewohnt, dass ein Menü mit einem besonderen und intensiven Geschmack abgerundet wird? Dann nutzen Sie gerade beim Italiener Ihres Vertrauens die Möglichkeit, einen guten Espresso zum Abschluss zu trinken. Selbst wenn Sie diesen mit einem Teelöffel Zucker süßen, schneiden Sie in Ihrer Kohlenhydratbilanz gut ab.

- Nach dem Abendessen zu Hause öffnen Sie wie gewohnt den Kühlschrank. Nehmen aber statt des Schokopuddings einen Becher Naturjoghurt heraus und verfeinern diesen mit einem Esslöffel fruchtiger Marmelade.

- Ein Stück Schokolade, das einen Kakaoanteil von mindestens 85 Prozent hat, zergeht langsam im Mund und hinterlässt einen lang anhaltenden und wohligen *Dessertgeschmack*. Hier können Sie sich auch im Büro eine Tafel deponieren. So können Sie das Dessert der Kantine getrost links liegen lassen und an Ihrem Arbeitsplatz dann in Ruhe ein Stück genießen.

Ihr Dessert

1 Espresso mit Zucker
1 Naturjoghurt mit
1 TL Marmelade
1 Stück Schokolade
85 % Kakaoanteil

= ca. 20 g Kohlenhydrate und 220 kcal

Bunte Früchte

Bananen, Trauben, Trockenfrüchte

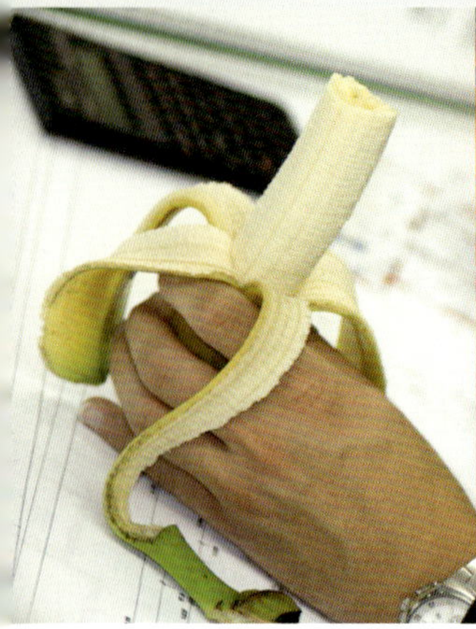

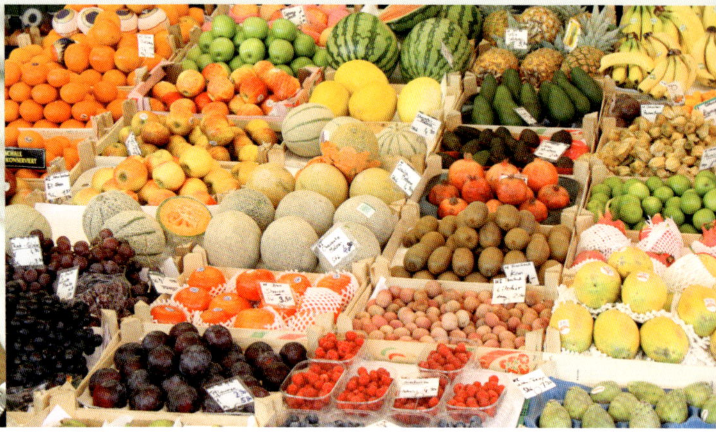

Der »Früchtebauch«

1 Banane

1 Handvoll Trauben

= **ca. 50 g Kohlenhydrate und 300 kcal**

Wussten Sie, dass eine Banane mehr Kohlenhydrate hat als 100 g Pommes frites?

Um 300 Kalorien zu verbrennen, müssten Sie sich als 90-Kilo-Mann eine gute ½ Stunde lang intensiv mit Ihrem Punchingball beschäftigen.

Sicher denken Sie: »Jetzt esse ich doch schon regelmäßig zwei Portionen Obst am Tag. Was ist denn nun schon wieder verkehrt?« Die Gefahr lauert in den süßen Früchten, vor allem in Bananen und Trauben. Auf die richtige Auswahl an Obst kommt es an. Ansonsten lässt sich Ihr gut gemeinter Früchteteller schnell als Obstbauch langfristig bei Ihnen nieder. Vorsicht ist auch bei getrockneten Früchten geboten. Zum Beispiel bei Feigen, Datteln, Pflaumen und Rosinen. Dosenobst schießt sich aufgrund des hohen Zuckergehalts und der mangelnden Frische selbst ins Aus.

Auf einen Blick: Kohlenhydratmenge in Gramm für die oben beschriebene Speisenkombination. Achten Sie auf Ih

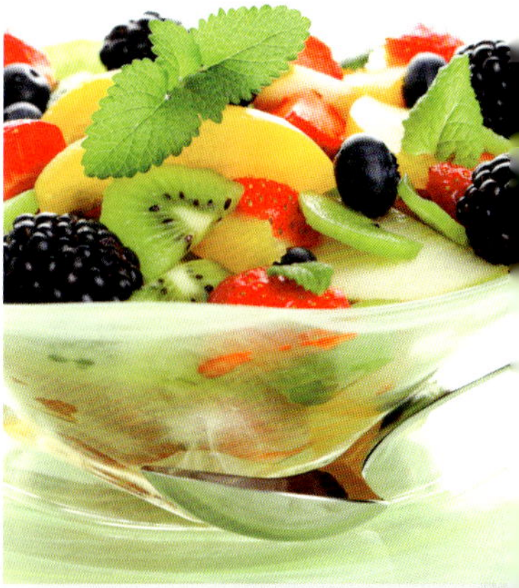

Gute und schlechte Früchtchen

Zu empfehlen sind alle Früchte, die nicht übermäßig süß schmecken. Dazu gehören u.a. Äpfel, Birnen, Kiwis, Orangen und alle Beerenfrüchte, wie Erdbeeren, Heidelbeeren, Brombeeren, Himbeeren.

Weniger verzehren sollten Sie Trauben, Bananen, Mangos, Feigen und Ananas.

Leichte Früchtchen

1 Birne
2 Kiwis

= ca. 20 g Kohlenhydrate und 150 kcal

Schnelle Früchtchen

Aufgeschnittene Früchte können Sie mittlerweile in jedem Supermarkt, beim Bäcker, am Imbissstand am Flughafen, Bahnhof oder der Autobahnraststätte bekommen. Ihnen wird hier häufig eine gelungene Mischung aus Äpfeln, Wasser- und Honigmelonen, Ananas, Kiwis und Papaya angeboten.

Ganze Früchtchen

Jeder Supermarkt bietet Ihnen gut sortiertes Obst aus heimischen und tropischen Gebieten an. Fruchtstände am Straßenrand, vor dem Bahnhof oder auf dem Markt erleichtern Ihnen den schnellen Obsteinkauf.
Auf dem Wochenmarkt macht der Einkauf am meisten Spaß, wenn Sie sich von Farben und Gerüchen inspirieren lassen können.

Tipp

Gehen Sie mit Ihrer Partnerin gemeinsam auf den Markt; Früchte zu probieren und auszuwählen ist von jeher ein sinnliches Vergnügen.

20

maximal empfohlene Kohlenhydrat-Tagesmenge (siehe Seiten 34/35)!

Duftender Kaffee

Wachmacher mit viel Milch und Zucker

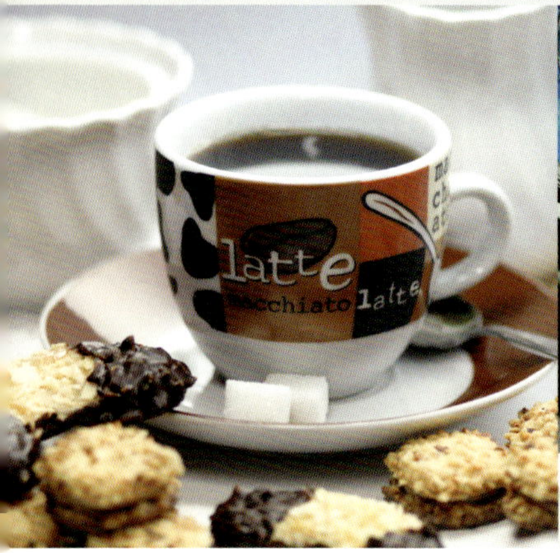

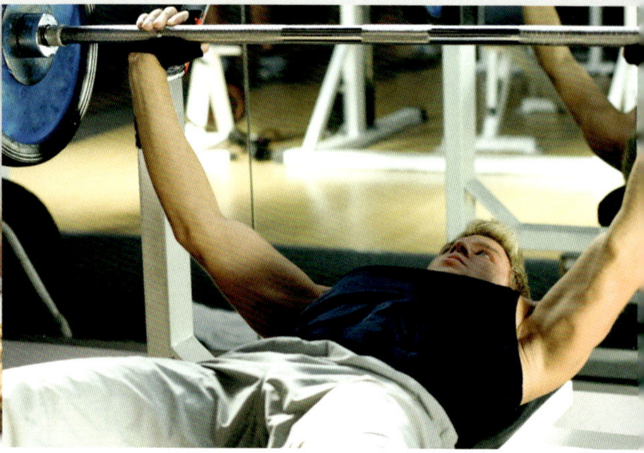

Die Tasse Kaffee – Ihr ständiger Begleiter

2 Tassen *Frühstückskaffee*
1 Tasse *Bürokaffee*
1 Tasse *Meetingkaffee*
1 Tasse *Mittagskaffee*
1 Tasse *Nachmittagskaffee*

Sie trinken Ihren Kaffee mit einem Schuss Milch und zwei Löffel Zucker?

6 Tassen Kaffee mit Milch und Zucker

= **ca. 40 g Kohlenhydrate und 180 kcal**

Um 180 Kalorien zu verbrennen, müssten Sie als 90-Kilo-Mann 20 Minuten Gewichte stemmen. Statt Kaffeepause also demnächst lieber ins Fitnessstudio.

Bei der einzelnen Tasse fällt der Zucker nicht so ins Gewicht, aber werfen Sie mal einen scharfen Blick auf Ihre Tagesbilanz. Mit sechs Tassen Kaffee, die Sie jeweils mit zwei Löffel Zucker süßen, summieren sich 40 Gramm Kohlenhydrate.

Nicht die Kaffeemenge fällt ins Gewicht, sondern die Menge der weißen Komponenten: Milch und Zucker.

40

Auf einen Blick: Kohlenhydratmenge in Gramm für die oben beschriebene Speisenkombination. Achten Sie auf Ih

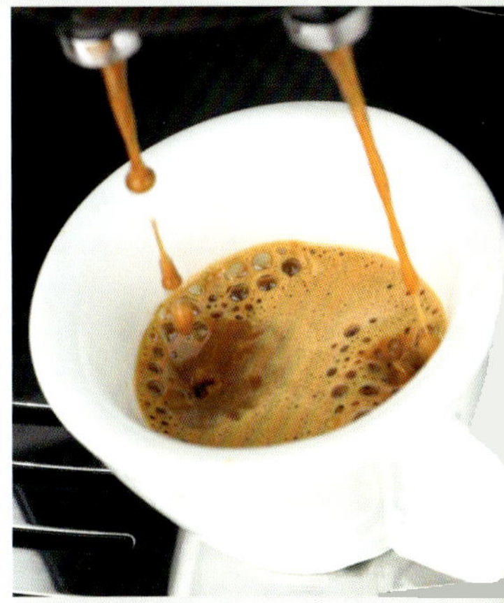

Kaffee ist nicht gleich Kaffee

Von Espresso bis Latte macchiato, von Filterkaffee bis Instantpulver, hier gibt es große Unterschiede.

Keine Kohlenhydrate und keine Kalorien

Kaffee schwarz – egal ob Espresso oder Filterkaffee. Dieser liefert keine Kohlenhydrate oder Kalorien. Mit diesem koffeinhaltigen Heißgetränk haben Sie früh morgens und am Nachmittag einen guten Wachmacher an Ihrer Seite.

Wenig Kohlenhydrate und wenig Kalorien

Beim Cappuccino oder Milchkaffee wird der Kaffee mit 100 bis 200 Milliliter Milch oder Milchschaum verfeinert. Solange Sie ihn ohne Zucker trinken, bleibt er kohlenhydratarm.

Viele Kohlenhydrate und viele Kalorien

Die meisten Kohlenhydrate und Kalorien sammeln sich beim gesüßten Cappuccino, Milchkaffee und Latte macchiato an. Kaffeegetränke auf Basis von Instantpulver enthalten eine große Menge Zucker – wenn Sie diese noch extra süßen, können Sie Ihren Kaffee einer Rippe Schokolade gleich setzen.

Black ohne white

6 Tassen Kaffee schwarz

= ca. 0 g Kohlenhydrate und 0 kcal

Probieren Sie auch mal eine neue Art der Kaffeezubereitung: gefiltertes Wasser, eine andere Maschine oder andere Kaffeebohnen. Oft schmeckt Ihr Kaffee dann nicht mehr so bitter, und es ist weniger Zucker nötig.

Kleine Schritte

Gewöhnen Sie sich Tasse für Tasse an eine geringere Zuckermenge.

Süße Getränke

Von Apfelschorle bis Orangensaft

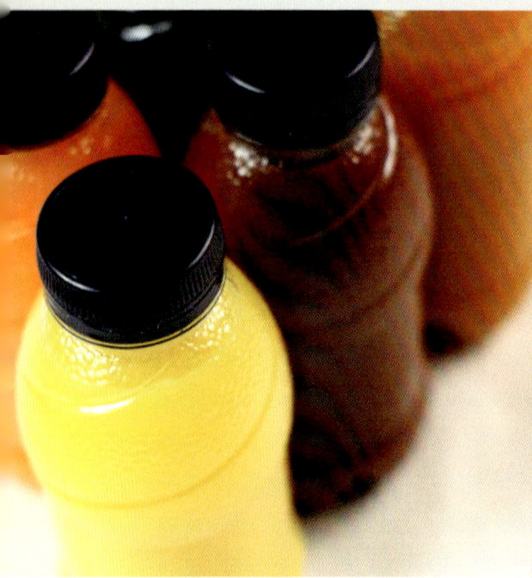

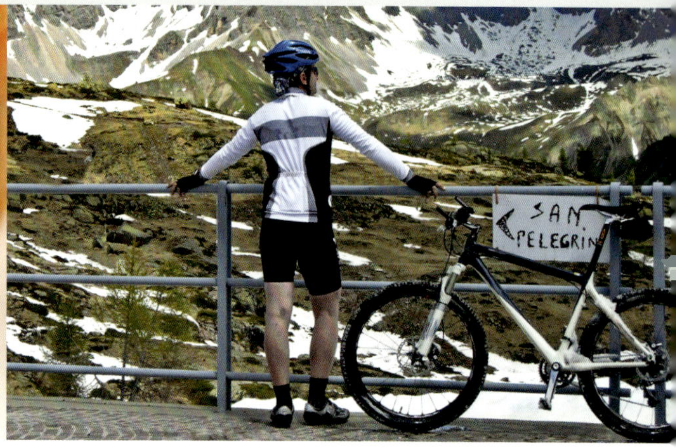

Fruchtsaftschorlen von früh bis spät

1 Glas Orangensaft zum Frühstück
1 kleine Flasche Apfelschorle im Büro
1 Fläschchen Apfelsaft beim Meeting
1 Glas Apfelschorle in der Kantine
1 Glas Multivitaminsaft am Nachmittag
1 große Johannisbeerschorle abends
Insgesamt 1 Liter Fruchtsaft in verschiedenen Geschmacksrichtungen
= ca. 100 g Kohlenhydrate und 500 kcal

Um 500 Kalorien zu verbrennen, müssten Sie als 90-Kilo-Mann tagsüber 40 Minuten mountainbiken. Machen Sie Ihr Fahrrad also schleunigst fit für den Berg!

Sie starten den Tag mit einem Glas »gesundem« Orangensaft, auf dessen Packung »ohne Zuckerzusatz« steht. Sie verkneifen sich während des Tages diverse Male den Griff zum Softdrink und entscheiden sich stattdessen für einen Fruchtsaft oder eine Schorle? In Sachen Kohlenhydrate stehen die bunten Säfte im Vergleich zu den Softdrinks kaum besser da. Beides ist süß und zuckrig.

Auf einen Blick: Kohlenhydratmenge in Gramm für die oben beschriebene Speisenkombination. Achten Sie auf Ihre

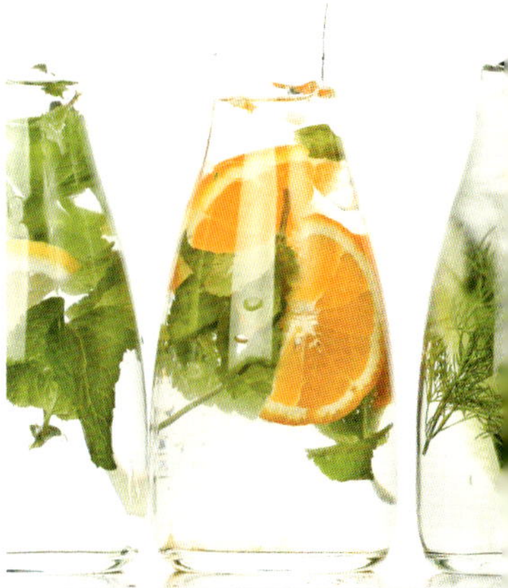

Stündlich ein Glas Wasser

Ihr Körper braucht Flüssigkeit, um leistungsfähig zu sein. Am besten, Sie trinken stündlich ein Glas Wasser. Auf diese Weise versorgen Sie Ihren Körper mit Flüssigkeit, ohne Kohlenhydrate und Kalorien zu tanken.

Vielfältige Wassersorten

Suchen Sie sich aus dem reichhaltigen Angebot an Mineralwässern eine Sorte aus, die Ihnen gut schmeckt. In Ihrem Getränkemarkt werden Sie sicher fündig. Wein kaufen Sie auch am liebsten nach einer Weinprobe – lassen Sie sich doch auch mal auf eine Wasserverkostung ein! Wasser aus der Leitung kann aufgrund veralteter Rohrleitungen einen Beigeschmack haben. Hier hilft ein Wasserfilter weiter. Oder Sie lassen Ihr Leitungswasser testen!

Wasser – to go

Suchen Sie sich eine Lieblingstrinkflasche, die immer an Ihrer Seite ist. Wählen Sie aus dem reichhaltigen Angebot aus: Die kompakte und handliche 1-Liter-Plastikflasche, die robuste Aluminiumflasche oder die edle Glasflasche. Die Wasserflasche unbedingt in Blicknähe platzieren. So werden Sie ans Trinken erinnert.

Erfrischung pur

2 Liter Mineralwasser mit Zitronensaft

= ca. 0 g Kohlenhydrate und 0 kcal

Mehr Geschmack im Wasser

Eine aufgeschnittene Scheibe im Wasserglas oder den Saft einer halben Frucht in eine Wasserflasche geben. Wenn es unbedingt Fruchtsaft sein soll, dann auf das richtige Mischungsverhältnis achten: 100 ml Saft : 900 ml Wasser.

maximal empfohlene Kohlenhydrat-Tagesmenge (siehe Seiten 34/35)!

Fruchtschnitte & Co.

Süßes für zwischendurch

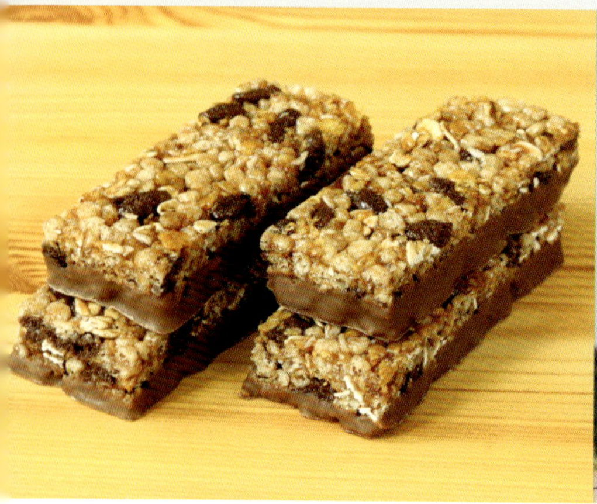

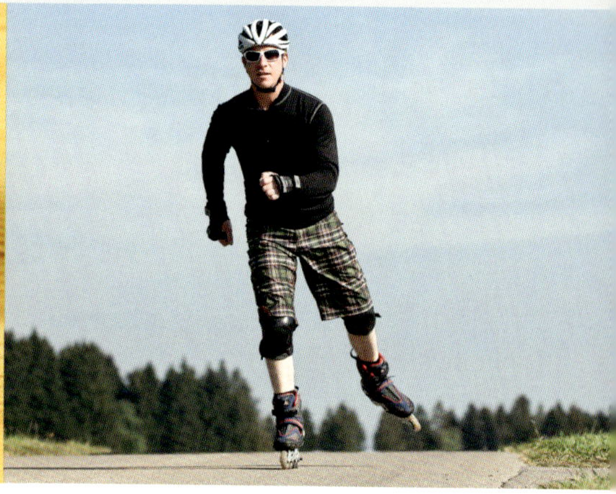

Der zuckrige Riegel

1 Müsliriegel mit Haferflocken, Haselnüssen und Mandeln
1 Müsliriegel mit Cornflakes und Honi
1 Müsliriegel mit Trockenfrüchten und Mandeln
1 Himbeerfruchtschnitte

= **ca. 70 g Kohlenhydrate und 450 kc**

Um die Kalorien von 4 Müsliriegeln zu verbrennen, müssten Sie als 90-Kilo-Mann fast eine ½ Stunde inlineskaten.

Sie meinen, mit Müsliriegeln und Fruchtschnitten stillen Sie Ihren kleinen Hunger zwischendurch mit einer gesunden Kleinigkeit? Leider nein! Denn allein durch diese Süßigkeit erhöhen Sie unnötig Ihre Kohlenhydratmenge. Müsliriegel und Fruchtschnitten gaukeln uns Gesundheit durch Werbebotschaften, wie z. B. »Süße nur aus Früchten« oder mit »60 % Kakao« vor. Aber süß sind die Riegel allemal, sie sättigen nur kurz, und Sie greifen schnell zum zweiten oder dritten Riegel der Großpackung.

70

Auf einen Blick: Kohlenhydratmenge in Gramm für die oben beschriebene Speisenkombination. Achten Sie auf Ihre

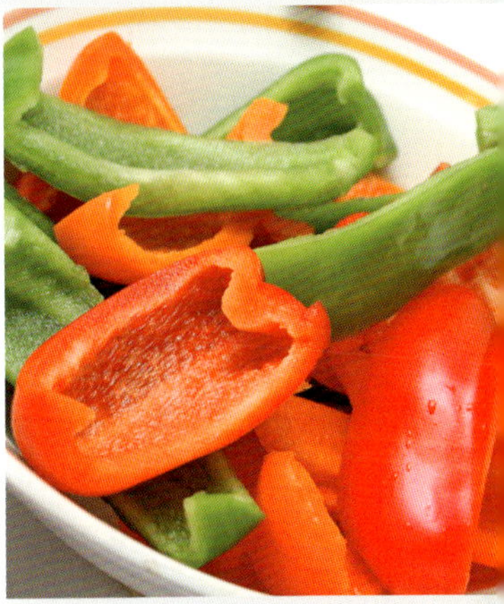

Erfrischende Snacks für zwischendurch

- **Sofort zur Hand** Genießen Sie Ihren Apfel, die Nektarine oder die mitgebrachten Himbeeren aus der Schale.

- **In 2 Minuten fertig** Schnippeln Sie in einen Becher Naturjoghurt ein Stück Obst Ihrer Wahl hinein. Bei den meisten Beeren entfällt sogar das Schnippeln.

- **Zu Hause zubereitet und jetzt sofort zur Hand** 5 Minuten zu Hause buntes Obst und knackiges Gemüse in Schnitzen und Streifen geschnitten, in der Plastikbox verpackt und jetzt einfach zulangen und genießen.

Die Alternative

½ Nektarine
1 Handvoll Beeren
½ Paprika in Streifen
5 Cherrytomaten

= ca. 14 g Kohlenhydrate und 60 kcal

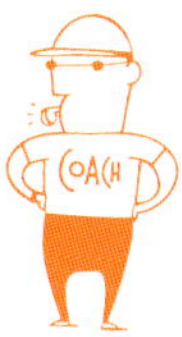

Snacken Sie etwas Frisches, und Sie tun Ihrem Körper wirklich etwas Gutes.

Süßigkeiten im XL-Format

Snacken, was die Packung hergibt

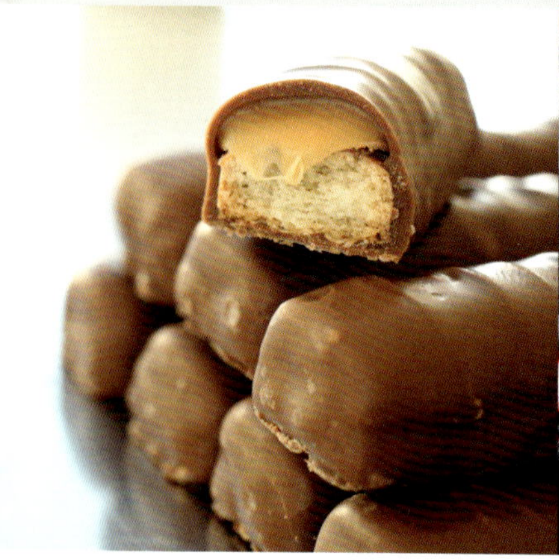

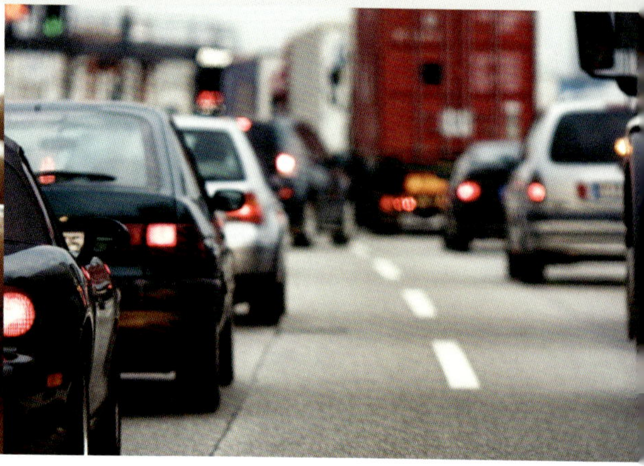

Schokoriegel im Mengenrabatt

1 Schokoriegel nach dem Mittagessen
1 Schokoriegel am Nachmittag
1 Schokoriegel im Auto auf der Heimfahrt

= **ca. 90 g Kohlenhydrate und 600 kcal**

Um die Kalorien von drei Schokoriegeln zu verbrennen, müssten Sie als 90-Kilo-Mann fast 2,5 Stunden mit Ihrem Hund oder dem Ihrer Nachbarin Gassi gehen. Auch eine gute Gelegenheit, um in Kontakt zu kommen.

Es ist so einfach: ein Griff in die Schublade, ins Handschuhfach oder in die Aktentasche. Schließlich haben Sie Ihre Schokoriegel im 5er Pack gekauft und an für Sie strategisch wichtigen Stellen verteilt. Sobald es stressig wird, heißt es nur noch: aufreißen, reinbeißen und weg ist er – der Riegel. Nicht ganz, denn die zusätzlichen Kohlenhydrate lassen sich in Ihrem Bauchring leicht unterbringen. Selbst wenn Sie am Tag nur einmal zugreifen, somit fünf Schokoriegel in der Woche essen, haben Sie bereits 200 Schokoriegel im Jahr auf Ihren Hüften sitzen.

Auf einen Blick: Kohlenhydratmenge in Gramm für die oben beschriebene Speisenkombination. Achten Sie auf Ihre

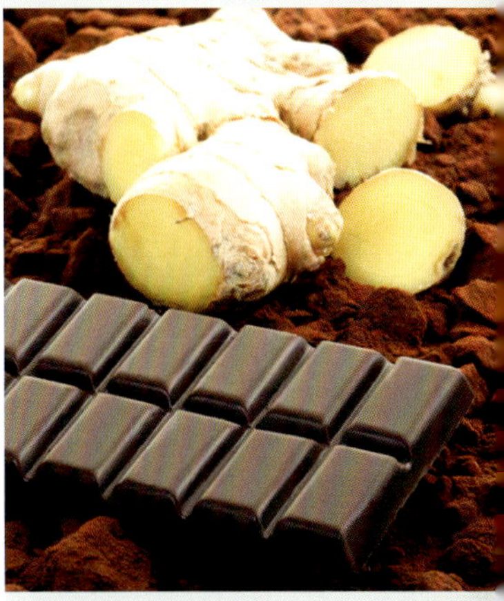

Drei Wege aus der »Schokoriegelfalle«

- **Halten Sie sich zurück bei Großpackungen** Wenn Sie bei Lust auf Süßigkeiten nicht jedes Mal einen Riegel griffbereit haben, sind Sie Versuchungen weniger ausgesetzt.
  Auch die Tüten mit bis zu 15 kleinen Riegeln sollten Sie meiden, denn auch diese Tüte ist schneller leer, als sie vermuten.

- **Gönnen Sie sich etwas richtig Gutes** Eine teure Edelschokolade ist längst nicht so schnell verspeist wie ein Schokoriegel, den es überall zu kaufen gibt. Besondere Süßigkeiten genießen Sie meist länger.

- **Naschen ja, aber richtig** Hochwertige Schokoladensorten (mindestens 80 Prozent Kakaoanteil!) mit intensiven Geschmacksrichtungen, wie z. B. Ingwer, Chili oder rosa Pfeffer, essen Sie in der Regel nicht in so großen Mengen wie die altbekannten süßen Schokoriegel.

Ihr Snack für zwischendurch

1 Rippe Schokolade, 80 % Kakaoanteil mit Ingwergeschmack nach dem Mittagessen (20 g)
1 Minitäfelchen Schokolade mit 80 % Kakaoanteil am Nachmittag (30 g)
1 Kaugummi im Auto

= ca. 9 g Kohlenhydrate und 200 kcal

Ah!

Wussten Sie das? Chili, das schärfste aller Gewürze, regt die Durchblutung im Unterleib an und soll stimulierend wirken.

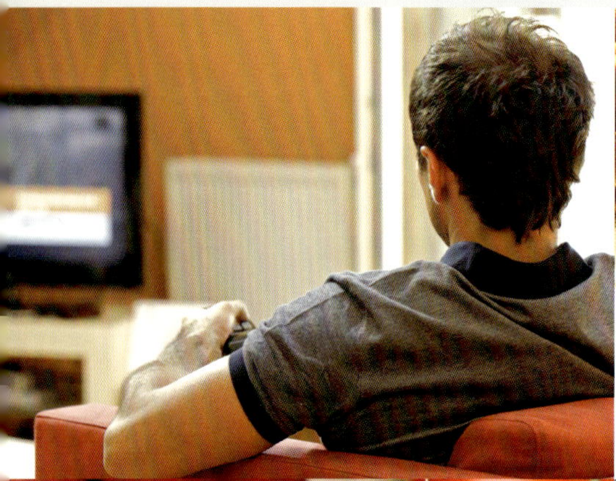
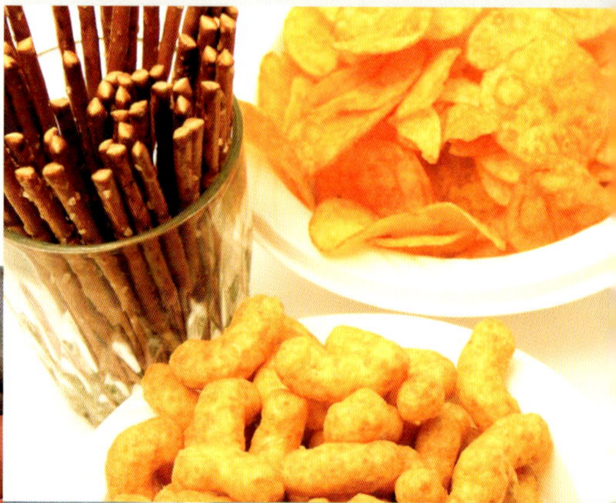
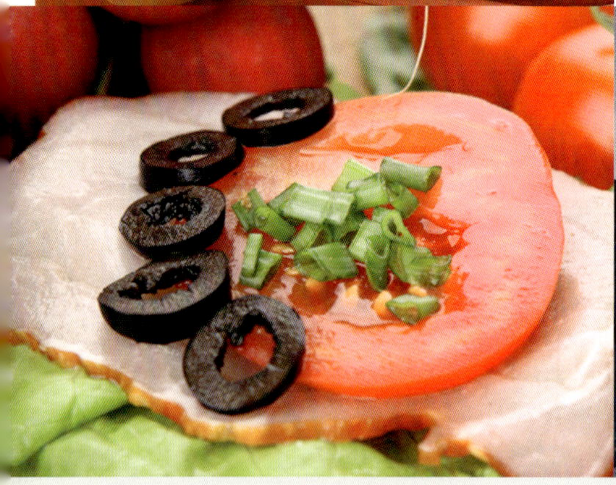
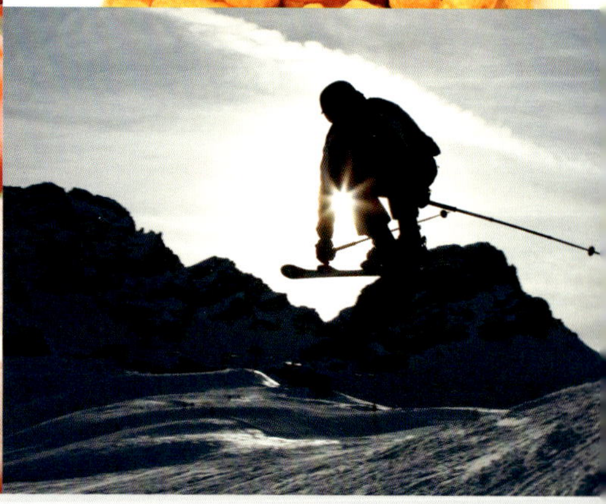

Ernährungsfallen am Abend

Supermarktfallen im Visier

Die Bauchzunahmefallen

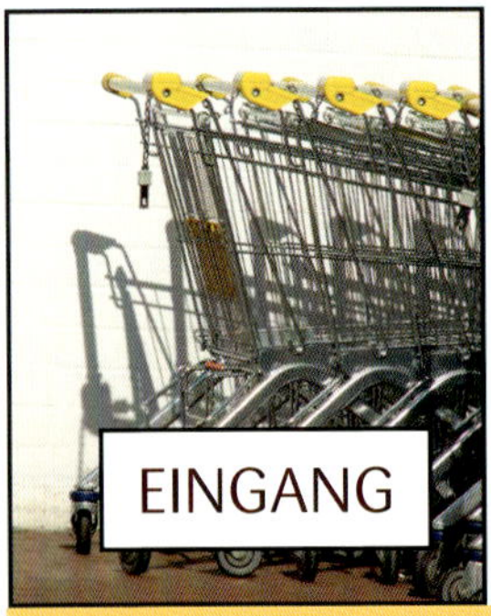

EINGANG

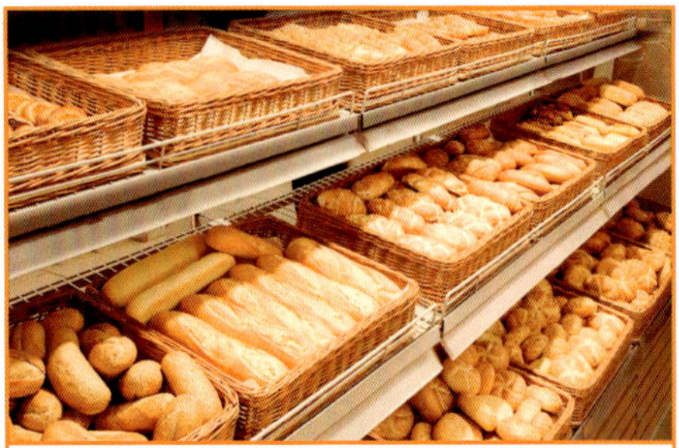

DUFT VON FRISCHEM BROT

Ihr Wagen muss nicht voll werden. Der XXL-Einkaufswagen soll Ihre kleinen Einkäufe »mickrig« aussehen lassen. Lassen Sie sich nicht zum Mehrkaufen verleiten und nehmen Sie direkt den kleinen Einkaufskorb.

Vom Duft geleitet.
Der Duft von frisch gebackenem Brot – aus der Backstube oder sogar künstlich erzeugt – regt automatisch Ihren Appetit an. Wenn Sie ohne Einkaufszettel unterwegs sind, ist die Gefahr groß, dass Sie aus dem Bauch- bzw. Hungergefühl heraus mehr kaufen, als Sie eigentlich wollen.

Werden Sie nicht schwach.
Hier werden Sie gezielt zum Kauf von sog. Impulsware angeregt. Der Bereich vor den Kassen heißt gern auch »Quengelzone« und soll nicht nur Kinder zum Zugreifen verführen.

AUSGANG

QUENGELZONE

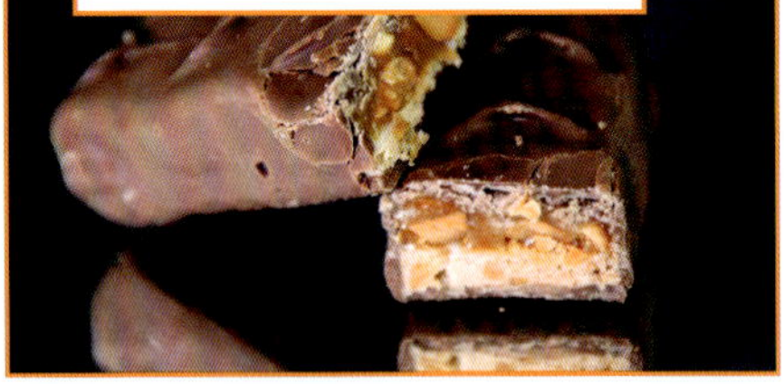

Augen zu und durch.
Milch, Joghurt, Butter – die Dinge für den täglichen Bedarf sind meistens im hintersten Eck. Sie müssen also den ganzen Supermarkt durchqueren und sind zahlreichen Kaufversuchungen ausgesetzt.

Nur bei uns EXLUSIV

AKTION

KÜHLREGAL

KÜHLREGAL

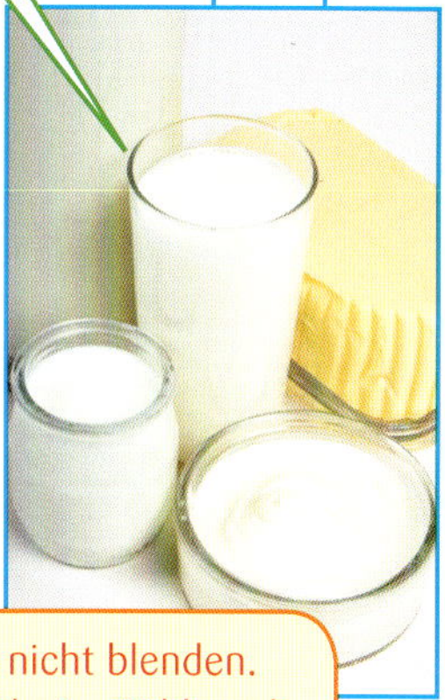

Hindernisse weiträumig umfahren. Ganz geschickt platziert steht auf einmal mitten im Gang ein Hindernis mit Aktionsware. Sie drosseln automatisch das Tempo, registrieren das vermeintliche Angebot und schon stecken Sie in der nächsten Falle.

Lassen Sie sich nicht blenden. Beleuchtungstricks im Kühlregal verstärken die Farbe von Käse und Fleisch und lassen sie somit appetitlicher aussehen. Deshalb prüfen Sie die tatsächliche Frische, bevor die Ware in Ihrem Einkaufskorb landet.

AKTION

Nur bei uns EXLUSIV

Im Supermarkt

Heißhunger nach einem langen Tag

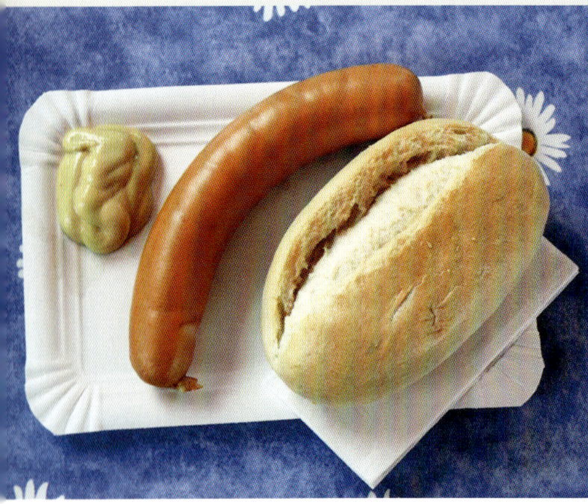

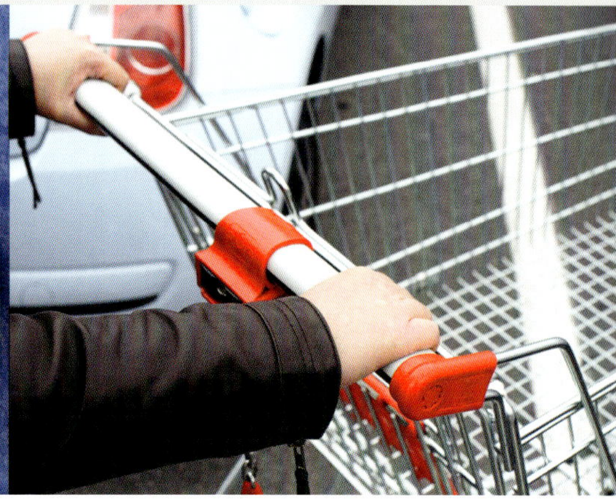

Ungeplanter Spätnachmittagssnack

1 Paar Wiener (100 g)
1 Laugenbrezel (50 g)
1 Schokoriegel (50 g)

= **ca. 60 g Kohlenhydrate und 750 kcal**

Um 750 Kalorien zu verbrennen, müssten Sie als 90-Kilo-Mann 1,25 Stunden Rudern. Vielleicht findet sich ja stromabwärts auch noch ein Supermarkt?

Endlich Feierabend. Nur noch schnell in den Supermarkt. Der Brezelduft steigt Ihnen in die Nase, und die Wienerwürstchen lachen Sie an. Schneller als Sie denken können landen Dinge in Ihrer Einkaufstüte, die Sie nicht eingeplant hatten. Brezel und Würstchen werden schnell im Auto verspeist. Den gerade gekauften Schokoriegel verzehren Sie gleich noch hinterher. So haben Sie mal eben auf die Schnelle ohne Nachzudenken 60 Gramm Kohlenhydrate zu sich genommen.

60

Auf einen Blick: Kohlenhydratmenge in Gramm für die oben beschriebene Speisenkombination. Achten Sie auf Ih

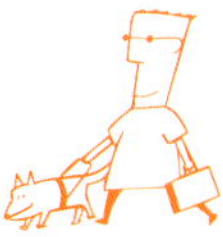

Bleiben Sie standhaft bei den Verlockungen des Supermarktes

Sie sind auf dem Weg nach Hause und brauchen jetzt keinen Snack. Denn gleich werden Sie Ihr Abendessen einnehmen. Von daher versuchen Sie, standhaft zu bleiben. Trinken Sie einen Schluck aus Ihrer Wasserflasche und kauen Sie einen Kaugummi, bevor Sie den Supermarkt betreten.

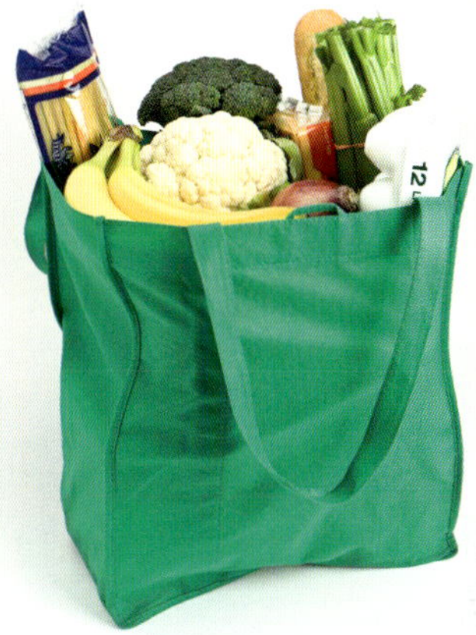

Ihr Nachmittagssnack

- 1 x großer Widerstand gegenüber allen Verlockungen
- 1 x große Portion Stolz darauf, durchgehalten zu haben
- 1 Kaugummi
- 1 großer Schluck Wasser

= ca. 0 g Kohlenhydrate und 0 kcal

Weitere Tipps, um den Verlockungen zu widerstehen

- **Schreiben Sie sich einen Einkaufszettel** Kaufen Sie nur, was auf Ihrem Zettel steht. So wird Ihre Einkaufstüte nicht mit Chips, Schokolade und sonstigen Knabbereien gefüllt. Es bleibt mehr Platz für notwendige Nahrungsmittel.
- **Maximal eine Einkaufstüte** Nehmen Sie sich vor, nicht mehr zu kaufen, als in eine Tüte passt.

Tipp

Planen Sie Großeinkäufe Wenn Sie nur zweimal die Woche zum Einkaufen gehen, kommen Sie weniger oft in Versuchung.

naximal empfohlene Kohlenhydrat-Tagesmenge (siehe Seiten 34/35)!

Der Fruchtjoghurt

Abends nur was Kleines ...

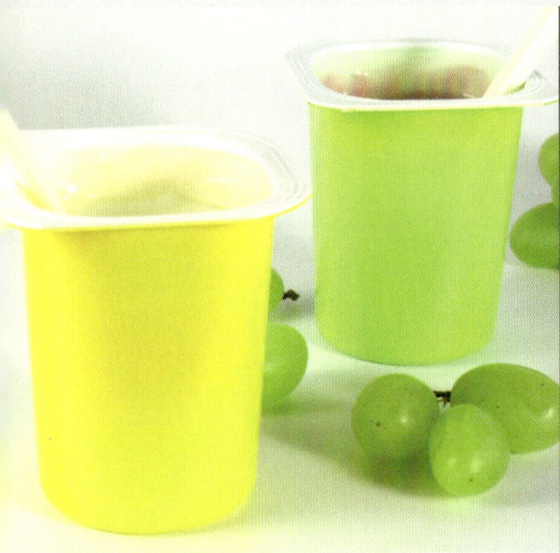

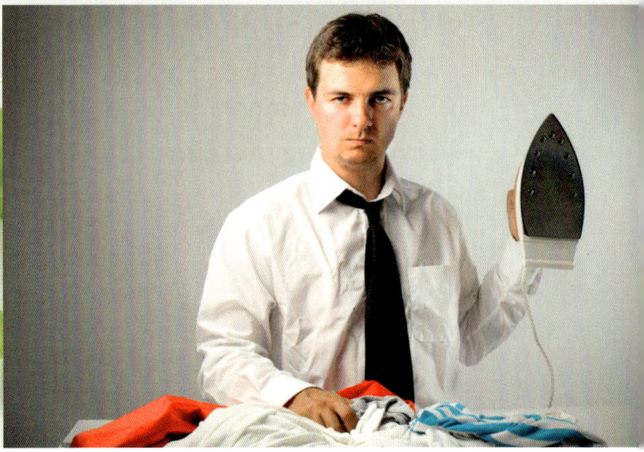

Abends nur etwas Kleines

Ein Joghurt ist immer im Kühlschrank!

1 großer Becher Fruchtjoghurt (250 g)

= **ca. 35 g Kohlenhydrate und 250 kcal**

Heute ist es im Büro wieder länger geworden, und der Supermarkt hat bereits geschlossen. Mittags waren Sie üppig in der Kantine essen, und dann gab es auch noch einen kleinen Snack beim Geschäftsmeeting. Jetzt soll es nur noch etwas Leichtes sein, und Sie greifen zum Becher Fruchtjoghurt im Kühlschrank. 250 Gramm sind schnell ausgelöffelt, und es häufen sich mehr Kohlenhydrate an als bei einer halben Tafel Schokolade!

Um 250 Kalorien zu verbrennen, müssten Sie als 90-Kilo-Mann abends noch über 1 Stunde Ihre Hemden bügeln.

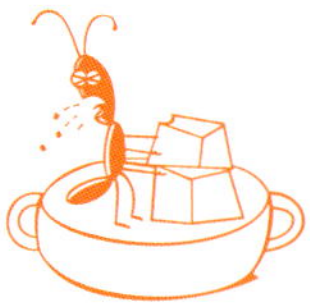

Für den Aha-Effekt

Geben Sie mal zehn Teelöffel Zucker in einen 250-Gramm-Becher Naturjoghurt. Das entspricht oft der Mischung, die im Kühlregal als light verkauft wird.

Auf einen Blick: Kohlenhydratmenge in Gramm für die oben beschriebene Speisenkombination. Achten Sie auf Ihr

Fruchtjoghurt selbst gemacht

Es spricht nichts dagegen, abends weniger zu essen. Vor allem, wenn Sie schon mittags in der Kantine waren oder der Einladung zum Businesslunch gefolgt sind. Ein Fruchtjoghurt oder Fruchtquark ist hier sicherlich eine gute Möglichkeit, um abends nur etwas Kleines zu essen. Bei industriellen Produkten tappen Sie allerdings leicht in die Kohlenhydratfalle. Mischen Sie Naturjoghurt mit einem Esslöffel Marmelade oder frischen Beeren und Sie sind auf der sicheren Seite.

Lightjoghurts

Die Bezeichnung *light* bezieht sich meistens auf den Fettgehalt. Dieser ist in Lightprodukten oft reduziert, dafür verstecken sich aber in diesem Joghurt mehr Kohlenhydrate in Form von Zucker.

Nährwerttabelle

Ein Blick auf das Etikett verrät Ihnen die Menge an Kohlenhydraten. In der Nährwerttabelle finden Sie unter dem Begriff *Kohlenhydrate* eine Mengenangabe. Diese bezieht sich auf 100 Gramm Joghurt. Wenn Sie also einen 250-Gramm-Becher essen, müssen Sie die Menge mit 2,5 multiplizieren.

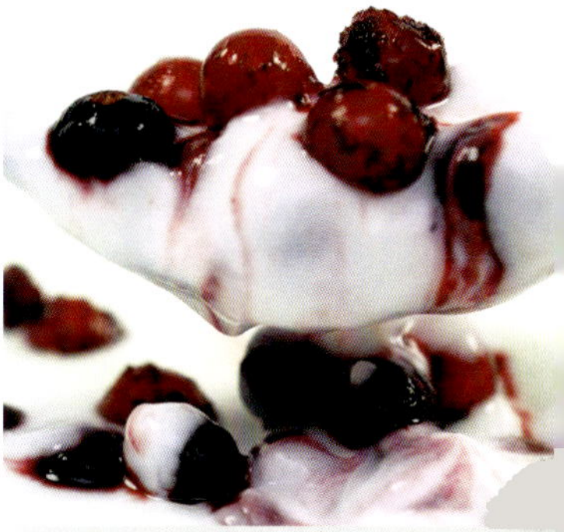

Fruchtiger Joghurt

250 g Naturjoghurt
3 EL TK-Waldbeeren

= ca. 12 g Kohlenhydrate und 180 kcal

Vorteil

Der Vorteil von selbst gemachtem Fruchtjoghurt ist, dass Sie eine beachtliche Menge an Fruchtstücken in Ihrem Joghurt wiederfinden.

Das Abendbrot

Die Tradition des kalten Abendessens

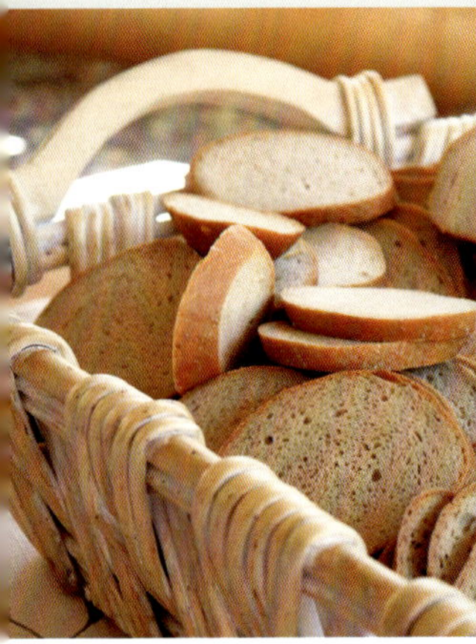

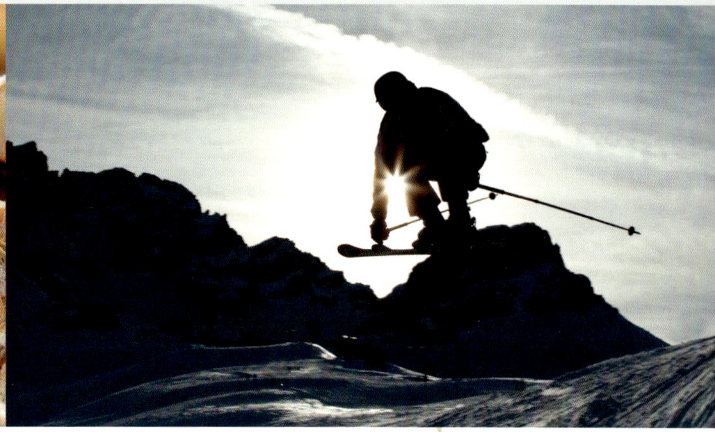

Heute bleibt die Küche kalt

Die typische Abendbrot-Kombination

3 Scheiben Mischbrot (150 g) belegt mit

- Butter (60 g)
- Emmentaler-Käse (30 g)
- Kochschinken (30 g)
- Wurstaufschnitt (30 g)

1 Flasche Bier (0,3 l)

= **ca. 77 g Kohlenhydrate und 1.100 kcal**

Um 1.100 Kalorien zu verbrennen, müssten Sie als 90-Kilo-Mann knapp drei Stunden auf den Skiern stehen. Nach einem Winternachmittag auf der Piste können Sie gern Brotzeit machen.

Bei Ihnen bleibt abends die Küche kalt? Schließlich haben Sie mittags schon warm gegessen und möchten auf Ihre Figur achten. Brot ist schnell aufgeschnitten, diverse Wurst- und Käsesorten kommen auf den Tisch. Noch eine Flasche Bier und die Brotzeit kann beginnen. Gerade wenn es gemütlich wird, fällt es Ihnen schwer, das rechte Maß zu finden. Schnell kommt noch die eine oder andere Scheibe Brot dazu. Auch bei dieser kalten Mahlzeit summieren sich viele Kohlenhydrate.

77 0 100 14

Auf einen Blick: Kohlenhydratmenge in Gramm für die oben beschriebene Speisenkombination. Achten Sie auf Ihr

Der Kohlenhydratsparplan

1. Reduzieren Sie Ihre gewohnte Menge an Brotscheiben. Entweder schneiden Sie die Scheiben sehr viel dünner ab oder Sie nehmen statt drei nur zwei Scheiben Brot. **Keine Angst!** Sie müssen deshalb nicht hungern. Der Belag ist nun entscheidend.

2. Wählen Sie aus den unterschiedlichsten Belagvarianten Ihre Favoriten aus. Würziger Bergkäse, cremiger Weichkäse, zarter Frischkäse, saftiger Schinken, geräucherte Forelle oder Lachs, ja sogar Rindertartar.

3. Belegen Sie jedes Ihrer Brote reichlich mit frischem Gemüse. Tomaten, Paprika, Gurken oder Zwiebeln in Scheiben geschnitten bringen viel Geschmack und reichlich Volumen in Ihr Abendbrot. Da fällt es kaum auf, dass Sie auf eine Scheibe Brot verzichten.

Querschnitt im Vergleich

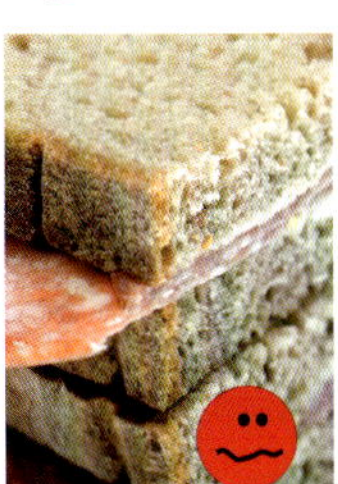

Brot
Butter
Salami

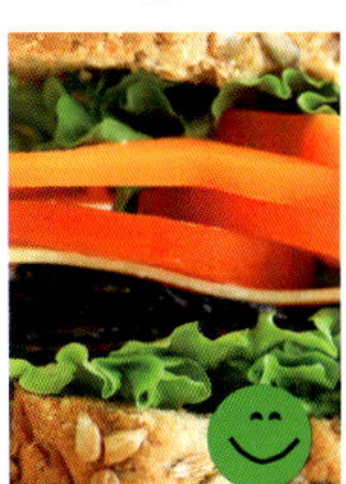

Vollkornbrötchen
Salatblatt
Paprika
Tomate
Käsescheibe
Kalter Braten

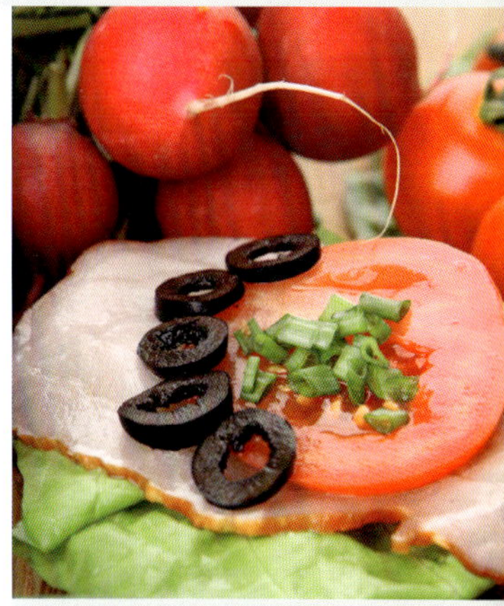

Eine leckere »Stulle«

1,5 Scheiben Mischbrot (75 g)
Schinken (30 g)
Käse (30 g)
Tomatenscheiben (100 g)
Gurkenscheiben (50 g)
Paprikascheiben (50 g)
1 Flasche Bier (0,3 l)

= ca. 50 g Kohlenhydrate und 450 kcal

Die neue Form der »Stulle« – mehr Volumen und Vitalstoffe, dafür weniger Kohlenhydrate.

Die Konserven

Dose auf und heiß gemacht – fertig ist das Abendessen

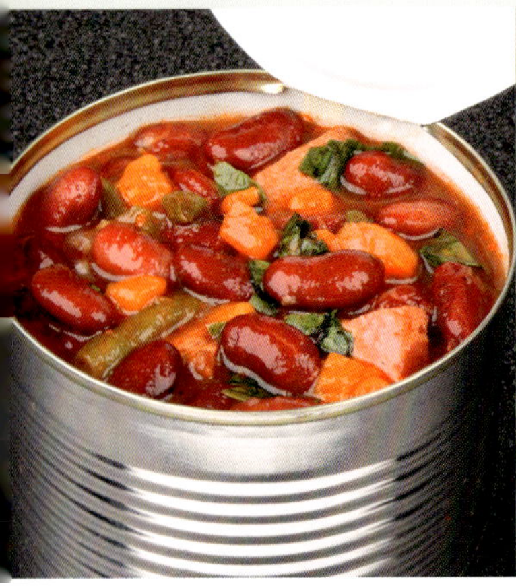

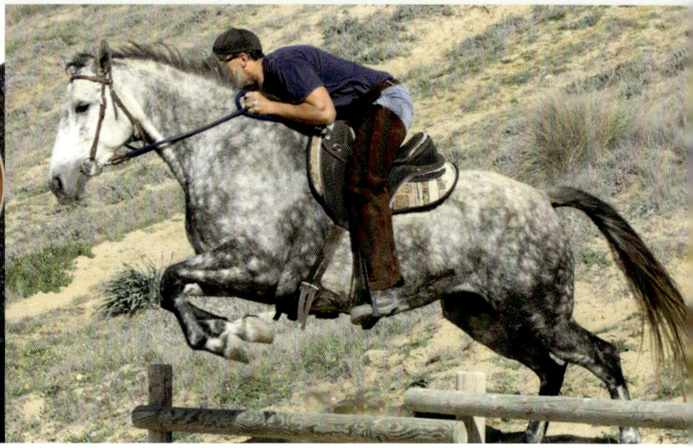

Das Dosenmenü

1 kleine Dose Bohneneintopf (400 g)
2 Scheiben Mischbrot (100 g)

= **ca. 85 g Kohlenhydrate und 475 kcal**

Um 475 Kalorien zu verbrennen, müssten Sie als 90-Kilo-Mann ungefähr 50 Minuten reiten.

Ungekühlt sind die Dosenmenüs lange haltbar und nehmen in Ihrem Vorratschrank nicht viel Platz weg. Dosenöffner und Mikrowelle verhelfen Ihnen zu einem schnellen Abendessen, das zudem auch noch sparsam in Sachen Abwasch ist. Klar, dass Sie sich gerne ab und zu eine Dose aufmachen. Zwei Scheiben Brot dazu und das Abendessen ist komplett. Bohneneintopf und Brotscheiben machen hier den Hauptanteil der Gesamtkohlenhydrate aus. Der Bohneneintopf schlägt mit 40 Gramm und die beiden Brotscheiben mit 45 Gramm zu Buche.

Im Bio-Supermarkt finden sich auch Produkte, die ohne Glutamat und Geschmacksverstärker auskommen. Ein Streifzug lohnt sich.

85

0 100 14

Auf einen Blick: Kohlenhydratmenge in Gramm für die oben beschriebene Speisenkombination. Achten Sie auf Ihr

Machen Sie den Konserventest

In Sachen Kohlenhydratmenge können Sie allein durch die Wahl eines anderen Dosen-Gerichtes 50 Prozent und mehr sparen.

Hier empfehlen sich folgende Alternativen:

- Ungarische Gulaschsuppe
- Thai-Suppe
- Hühnereintopf

In jedem Fall lohnt sich jedoch ein Blick auf das Etikett (siehe Seiten 32/33), damit Sie in Zukunft den kohlenhydratärmeren Gerichten den Vorrang in Ihrem Einkaufswagen geben können.

Wenn Sie statt der zwei Scheiben Brot Ihren Bohneneintopf mit einem Paar Wiener Würstchen aufpeppen, haben Sie zwar 45 Gramm Kohlenhydrate gespart. Aber Vorsicht: In Sachen Kalorien kommen Sie leider nicht besser weg.

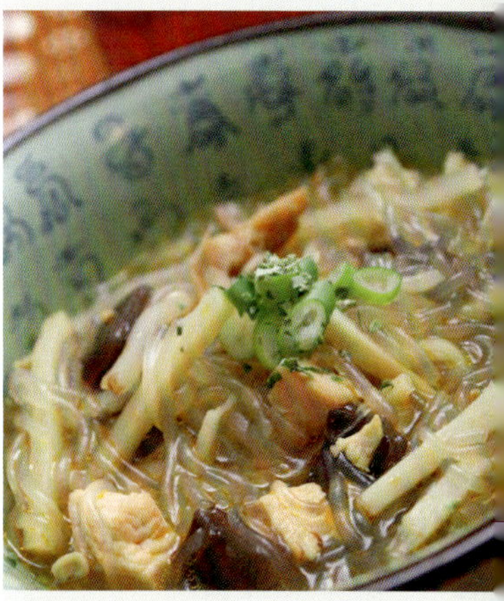

Ihre schnelle Suppe

1 mittlere Dose Thai-Suppe (500 g)

= 15 g Kohlenhydrate und 200 kcal

Ah!

Wussten Sie das? Suppen eignen sich hervorragend zur schnellen Sättigung – hoher Wassergehalt und wenig Kalorien helfen Ihnen schnell beim »Bauch-weg-Projekt«.

Vor dem Fernseher

Salzstangen, Chips und Cracker

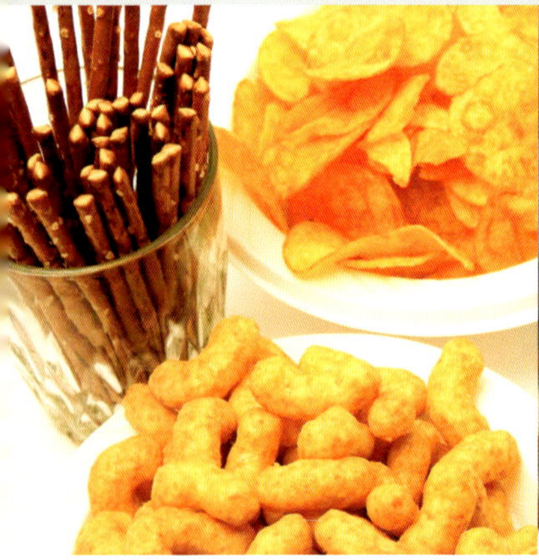

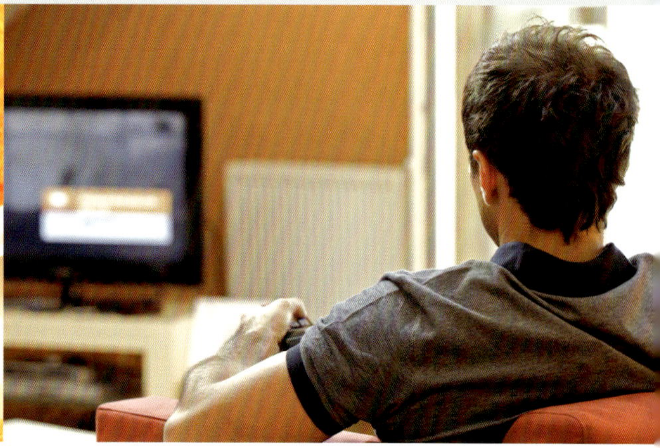

Das abendliche Fernsehmenü

½ Packung Salzstangen (125 g)

1 Flasche Bier (0,5 l)

= **ca. 110 g Kohlenhydrate und 640 kcal**

Um 640 Kalorien zu verbrennen, müssten Sie als 90-Kilo-Mann etwa 70 Minuten Freihanteltraining machen oder Gewichte stemmen. Also, auf geht's! 20 Minuten knabbern, und die restlichen 70 Minuten vom Spielfilm können Sie trainieren.

Fernsehen am Abend, ein gepflegtes Bierchen und etwas zum Knabbern. Wie schön, nach einem anstrengenden Tag! Gemütlich sitzen Sie in Ihrem Lieblingssessel, und fast wie fremd gesteuert greift Ihre rechte Hand zum Bier und die linke in die Tüte – nur kurz unterbrochen vom Zappen mit der Fernbedienung. Unmerklich leeren sich Bier und Salzstangentüte, und Sie haben mal eben mit lockeren 110 Gramm Kohlenhydraten Ihrem Bauchansatz zu ein wenig mehr Umfang verholfen. Nehmen Sie dieses abendliche Fernsehmenü nur dreimal in der Woche zu sich, summieren sich diese Kohlenhydrate auf mehr als 17 Kilo im Jahr.

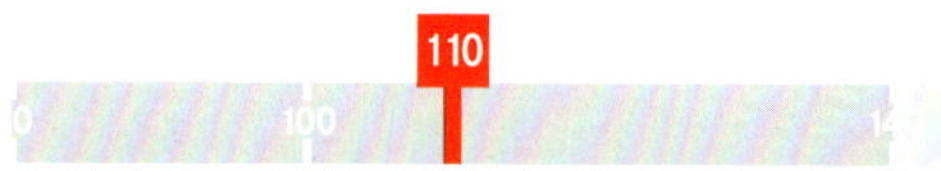

Auf einen Blick: Kohlenhydratmenge in Gramm für die oben beschriebene Speisenkombination. Achten Sie auf Ihr

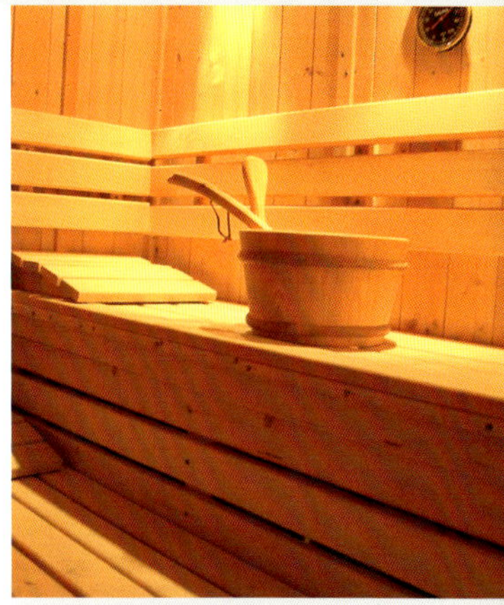

Das alternative Fernsehmenü

Der Fernseher gilt gemeinhin als der größte Bauchfeind unserer Zeit. Knabbern und bewegungslos im Sessel sitzen – ein Eldorado für Ihren Bauchring.

Zwei Möglichkeiten, das Bauchwachstum zu stoppen

1. Wenn schon salzig und herzhaft knabbern, dann verbannen Sie Chips & Co. aus Ihrem Schrank und lagern stattdessen folgendes Glassortiment ein:

- Grüne und schwarze Oliven
- Getrocknete Tomaten
- Eingelegte Artischocken

Auch zwei bis drei gute Käsesorten und eine Auswahl an Nüssen bieten sich zum herzhaften Knabbern an. Vorsicht bei den Nüssen: Genießen Sie diese in Maßen, denn sie haben einen hohen Fettanteil.

2. Lassen Sie den Fernseher aus und gehen Sie zum Laufen, Radfahren oder in die Sauna. Am besten, Sie verabreden sich mit Freunden, dann hat Ihr innerer Schweinehund am Abend auch keine Chance. Sie schlagen zwei Fliegen mit einer Klappe: Sie verzichten auf Ihr Fernsehmenü und bewegen sich am Abend. Mehr können Sie nicht tun gegen Ihren Bauchumfang.

Ihr Fernsehmenü

2 EL grüne Oliven
3 EL getrocknete Tomaten
8 Käsewürfel
1 Glas Wein

= ca. 13 g Kohlenhydrate und 270 kcal

Die Minibar

Heißhungrig im Hotelzimmer

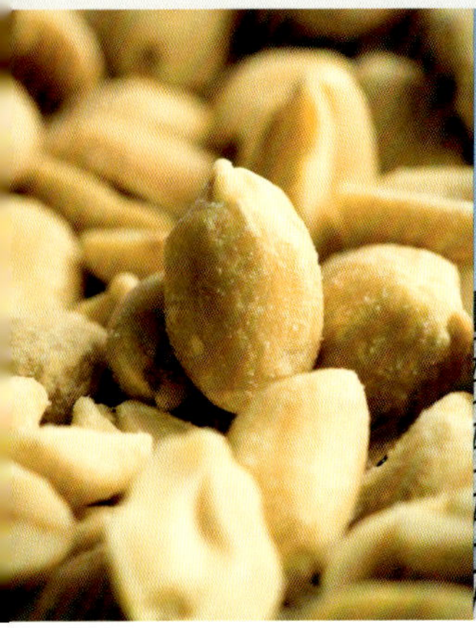

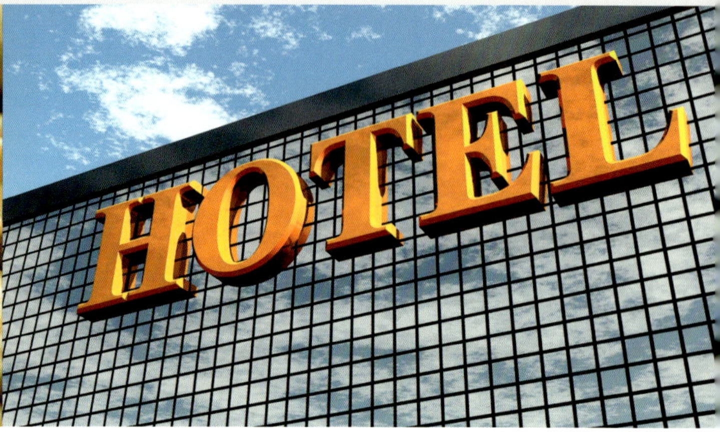

Verführerisches Minibarmenü

1 kleine Packung Erdnüsse (50 g)
1 Flaschen Bier (0,3 l)
1 Dose Cola (0,3 l)
= **ca. 46 g Kohlenhydrate und 600 kcal**

Um 600 Kalorien zu verbrennen, müssten Sie als 90-Kilo-Mann etwa 45 Minuten im Hotelpool Ihre Bahnen ziehen. Hoffentlich hat dieser spät am Abend auch noch auf ...

Spät am Abend sind Sie im Hotel angekommen. Ihr Tag war richtig anstrengend. Endlich können Sie jetzt auf dem Bett vor dem Fernseher ein bisschen abschalten. Ein wenig Appetit hätten Sie schon. Sicher findet sich etwas zum Knabbern in der Minibar: Ein paar Erdnüsse und ein kühles Bier sind jetzt genau das Richtige, finden Sie. **Doch Stopp!** Dieses Minibarmenü haben Sie in maximal 30 Minuten verzehrt. Die salzigen und fettigen Nüsse machen Sie wieder durstig, und Sie trinken noch ein Bier oder vielleicht sogar eine Cola. Mit diesem kohlenhydratreichen Abendmahl treiben Sie Ihre am Tag verspeiste Kohlenhydratmenge noch einmal richtig in die Höhe.

46 0 100

Auf einen Blick: Kohlenhydratmenge in Gramm für die oben beschriebene Speisenkombination. Achten Sie auf Ihr

Ihr Hotelabend ohne Minibar

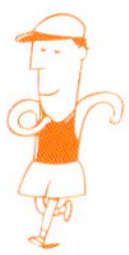

Überwinden Sie Ihren inneren Schweinehund und werden Sie noch mal aktiv:

- **Nutzen Sie das Fitnessangebot im Hotel** Bereits zu Hause packen Sie hierfür Sportsachen oder Badehose in den Koffer. Die Fitnessgeräte können Sie nutzen, ohne dafür noch mal das Hotel verlassen zu müssen. Das haben Sie zu Hause nicht.

- **Haben Sie Ihre Laufschuhe dabei?** Dann geben Sie sich einen Ruck und laufen noch eine kleine Runde um den Block.

- **Lust auf einen Abendspaziergang an der frischen Luft?** Ein kleiner Spaziergang lohnt sich doppelt: Während Ihr Kopf an der frischen Luft frei wird, lernen Sie ein wenig die Stadt kennen.

Wenn Sie gern im Hotel bleiben möchten, dann

- bestellen Sie sich einen frischen Salat aufs Zimmer und genießen diesen dann vor dem Fernseher
- greifen Sie auf mitgebrachte Snacks aus Ihrem Koffer zurück: Eine nicht gesalzene und nicht geröstete Nusskernmischung oder ein Schokoriegel mit 80 prozentigem Kakaoanteil.

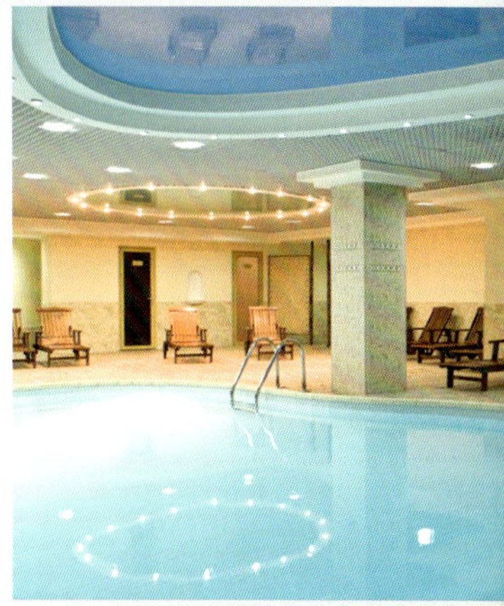

Ihre Erholung!

$^1/_2$ Stunde Schwimmen oder
$^1/_2$ Stunde laufen oder
$^1/_2$ Stunde spazieren gehen
1 Bier (0,3 l)

= ca. 9 g Kohlenhydrate und 125 kcal

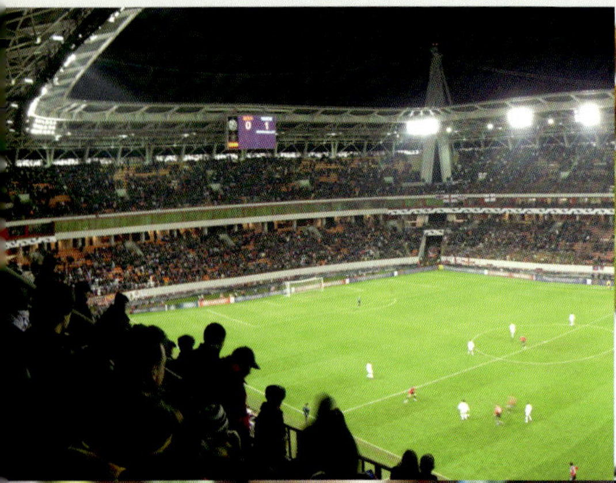
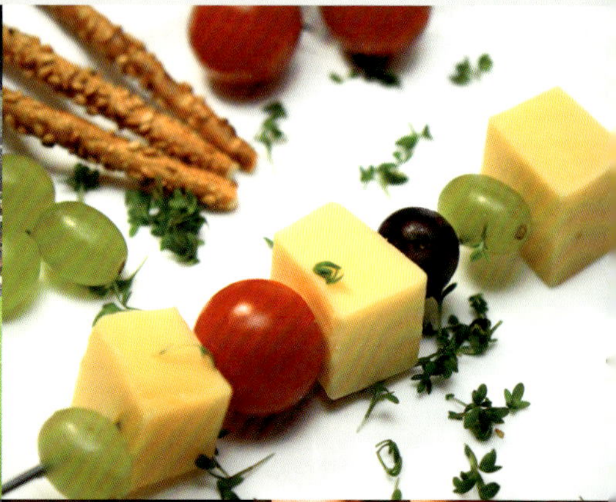
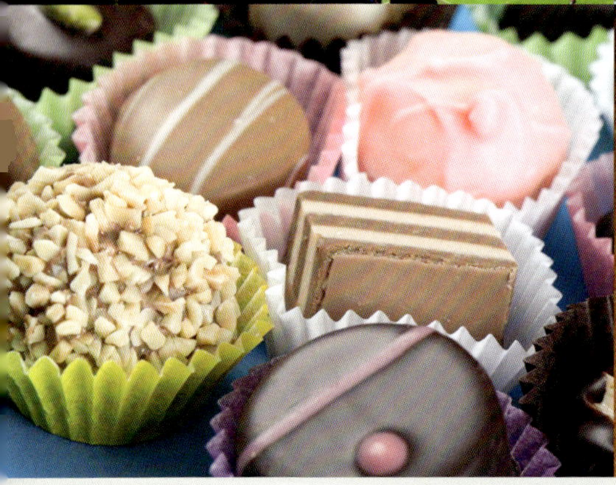
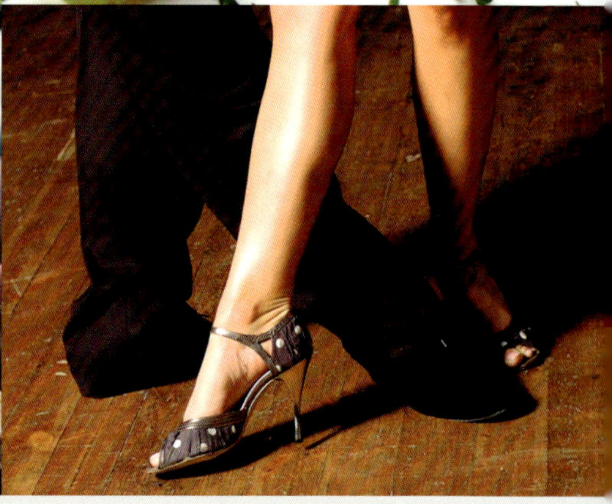

Ernährungsfallen in der Freizeit

Der Grillabend

Ein Würstchen kommt selten allein

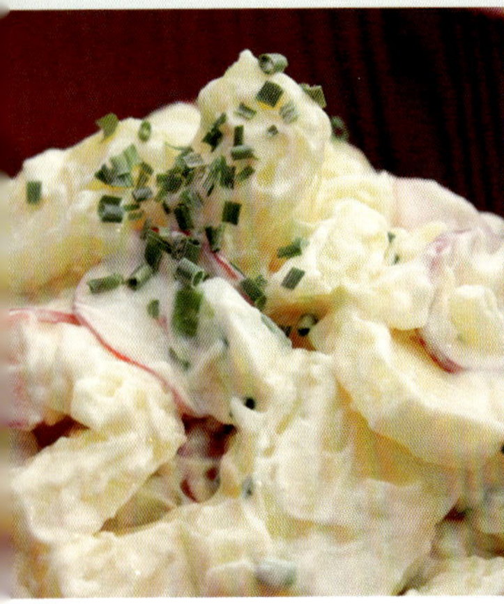

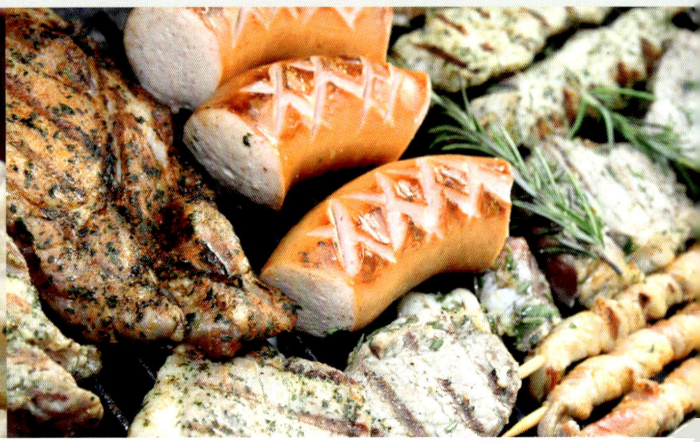

Vorsicht! Die Beilagensalate

2 Scheiben Baguette (60 g)
1 Halsgrat (150 g)
1 Schweinenackensteak (150 g)
5 Rostbratwürstchen (100 g)
2 Portionen Grillsauce (40 g)
1 Portion Kartoffelsalat (200 g)
1 Portion Nudelsalat (200 g)
2 »Grill-Bierchen« (0,6 l)

= **ca. 105 g Kohlenhydrate und 2.100 kcal**

Um 2.100 Kalorien zu verbrennen, müssten Sie als 90-Kilo-Mann satte 4 Stunden Holz hacken. Bei 15 Grillabenden im Sommer hätten Sie genügend Holz für die gesamte Nachbarschaft gehackt.

Bereits während Sie die Grillkohle vorbereiten, knurrt Ihnen der Magen. Daher greifen Sie erstmal zu zwei Stück Baguette, die schon im Brotkorb auf dem Tisch stehen. Eine Flasche Grill-Bier wird geöffnet, und bald schon kommen die Gäste mit Nudel- und Kartoffelsalat. Endlich ist alles fertig. Sie greifen zu Fleisch und Rostbratwürstchen, gepaart mit Ketchup und der üblichen Menge an Beilagensalaten. Noch ein Bierchen und der Abend ist perfekt – bis auf die Menge an Kohlenhydraten!

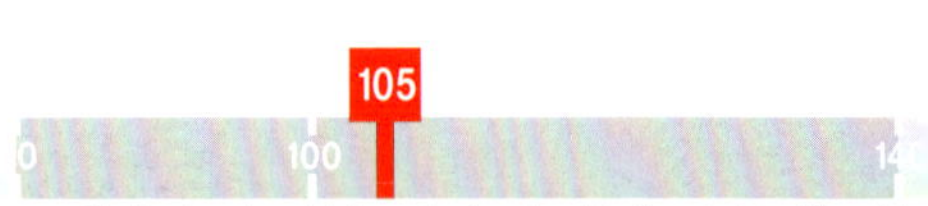

Auf einen Blick: Kohlenhydratmenge in Gramm für die oben beschriebene Speisenkombination. Achten Sie auf Ih

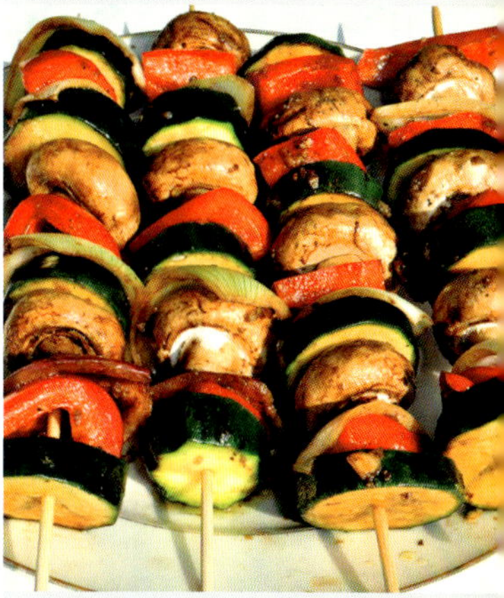

Sie sind der Chef am Grill

Es ist Ihnen sicher schon aufgefallen, dass die traditionellen Beilagen wie Brot, Kartoffel- und Nudelsalat die Kohlenhydratmenge beachtlich in die Höhe treiben.

Folgende Salate schonen Ihre Kohlenhydrat-Bilanz

- Gemischter Salat
- Griechischer Salat mit Oliven und Feta
- Tomaten-Mozzarella-Platte
- Krautsalat

Gehen Sie mit gutem Beispiel voran, und bitten Sie Ihre Gäste, keinen Kartoffel- und Nudelsalat zu Ihrer Party mitzubringen.

Mehr Abwechslung beim Grillgut

- Gegrillte Zucchinischeiben
- Gegrillte Champignons
- Gemischte Gemüsespieße

Wenn Sie zusätzlich ein Stück Fleisch durch oben genannte Alternativen ersetzen, sparen Sie auch noch eine beachtliche Menge an Kalorien.

Ihr Grillteller

1 Schweinenackensteak (150 g)
5 Rostbratwürstchen (100 g)
2 Portionen Grillsauce (40 g)
2 Portionen gemischter Salat (150 g)
2 Gemüsespieße (200 g)
2 »Grill-Bierchen« (0,6 l)

= ca. 45 g Kohlenhydrate und 1.100 kcal

Tipp

Heizen Sie früh genug den Grill an. Dann überkommt Sie der Heißhunger nicht, und Sie können ohne Probleme dem Brotkorb widerstehen.

Im Biergarten

Biergartenfreuden und Kohlenhydratfallen

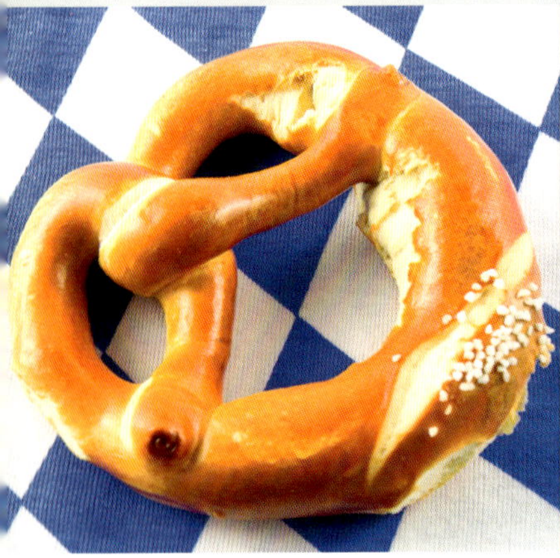

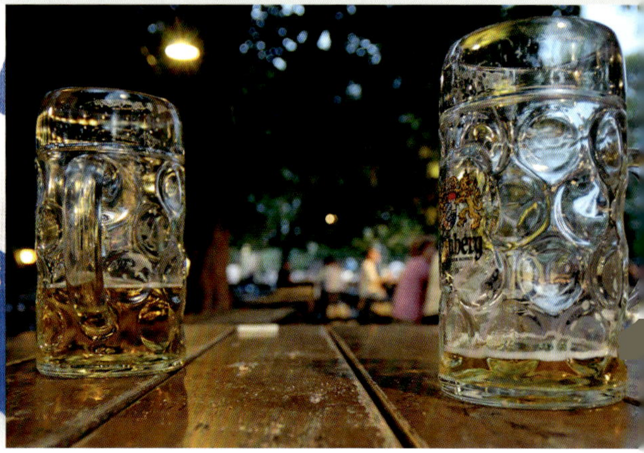

Der Brezel- und Bierbauch

1 große Laugenbrezel (300 g)

1 Maß Bier (1 l)

= **ca. 240 g Kohlenhydrate und 1.400 kcal**

Alles, nur keine Brezeln!

Endlich Feierabend, das Wetter passt auch: Auf geht's in den Biergarten! Die erste Maß und die große Brezel nehmen Sie gleich mit, bevor Sie sich am Tisch niederlassen und Bier und Brezel genießen. Wenn wundert's, dass Ihr Tischnachbar das gleiche Menü gewählt hat? Die Brezel gehört zum Biergarten wie der grüne Rasen zum Fußball. Auch dazu gehört, dass die Menge Ihrer verspeisten Kohlenhydrate nahezu utopische Ausmaße annimmt.

Um 1.400 Kalorien zu verbrennen, müssten Sie als 90-Kilo-Mann mehr als 2 Stunden Radeln mit einer Geschwindigkeit von 15 km/h. Also suchen Sie sich besser einen Biergarten, der etwas außerhalb der Stadtgrenze liegt oder Sie müssen Ihr Ziel mehrfach umkreisen.

Bei nur zwei Biergartenbesuchen in der Woche können Sie nach den vier warmen Sommermonaten Ihren Gürtel schnell ein Loch weiter stellen.

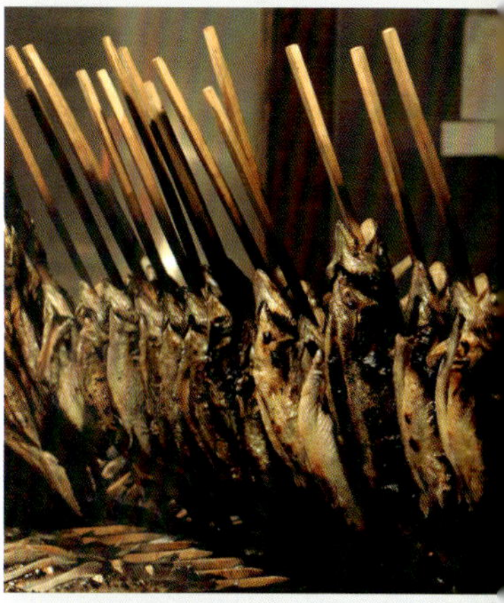

Das andere Biergartenmenü

Aus dem Kühlschrank oder Supermarkt

Schauen Sie nach, was Ihr Kühlschrank noch so hergibt. Nahezu alle Reste lassen sich schnell einpacken und problemlos mitnehmen. Oder Sie fahren auf dem Weg zum Biergarten noch am Supermarkt vorbei und kaufen:

- verschiedene Käse
- Salami oder Schinken
- Cherrytomaten, Paprika, Radieschen, Gurke
- Oliven oder getrocknete Tomaten aus dem Glas

Vom Büro direkt in den Biergarten

Die Freunde warten schon auf Sie und es liegt kein Supermarkt auf dem Weg. Dann füllen Sie Ihr Tablett doch mal mit anderen *Schmankerln,* die es vor Ort gibt:

- Steckerlfisch
- Radi (Rettich)
- Krautsalat
- Grillhähnchen
- frischer gemischter Salat
  Das Angebot an frischen Salaten wird immer größer.

Ihr Biergartenmenü

1 Makrele vom Grill (200 g)
1 Portion Krautsalat (150 g)
1 Maß Bier (1 l)

= ca. 35 g Kohlenhydrate und 990 kcal

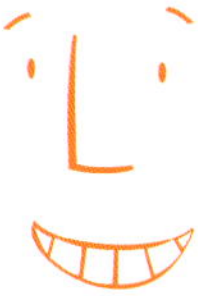

Biergartenbonus

In keinem anderen Restaurant können Sie selbst Ihre kohlenhydratarmen Speisen mitbringen und essen.

Fußballfernsehabend

Am Ende der Bundesligasaison spannt der Bauch

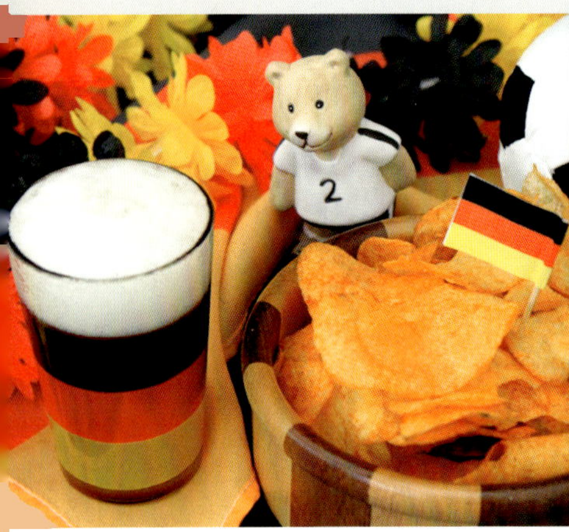

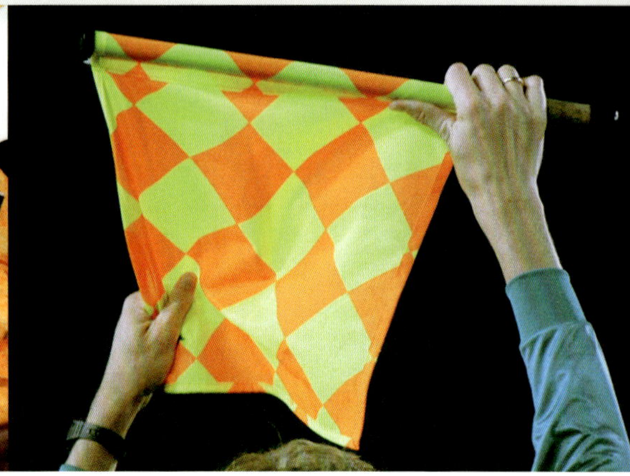

Typisches Fußballmenü

½ Tüte Kartoffelchips
½ Tüte Erdnussflips
2 Flaschen Bier
5 Stückchen Schokolade

= **ca. 120 g Kohlenhydrate und 1.480 kcal**

Um 1.500 Kalorien zu verbrennen, müssten Sie als 90-Kilo-Mann 2,5 Stunden joggen – also die gesamte Spielzeit, zuzüglich Pause und möglicher Verlängerung. Bei einer Laufgeschwindigkeit von 7 km/h könnten Sie 20-mal das Fußballfeld umrunden. Sie könnten quasi als Auswechselspieler jederzeit zur Stelle sein.

Am Ende einer Fußballsaison fühlt sich Ihr Hosenbund immer sehr eng an? Bei 34 Bundesligaspieltagen, 6 DFB-Pokalspielen, 13 Champions-League- und 10 Länderspielen gibt es auch jede Menge Möglichkeiten, einen Fußballfernsehabend zu veranstalten. Ob allein oder im Freundeskreis – abgesehen von den paar Wochen Sommerpause – bietet sich Ihnen mindestens ein Fußballmenü pro Woche. Am Ende der Saison macht sich das leicht am Hosenbund bemerkbar.

120

0 100 14

Auf einen Blick: Kohlenhydratmenge in Gramm für die oben beschriebene Speisenkombination. Achten Sie auf Ih

Ohne Fleiß kein Preis!

Seien Sie es sich wert und bereiten Sie für den nächsten Fernsehfußballabend mal etwas Außergewöhnliches zum Snacken vor. Ein paar Minuten Schnippeln und Sie kommen Ihrem Sixpackbauch bei jedem Fußballfernsehabend näher.

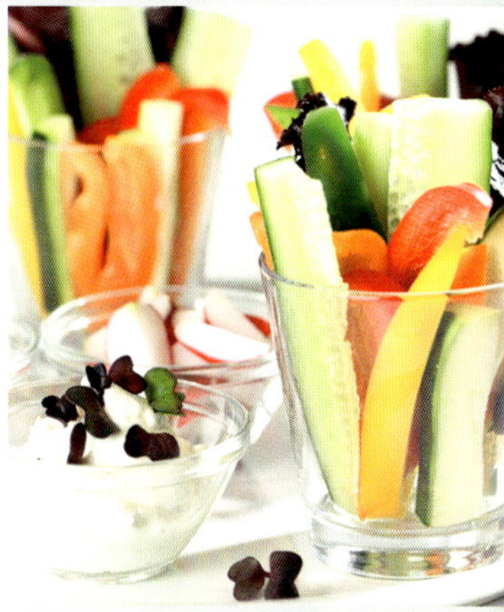

Bunte Gemüsesticks mit leckeren Dips

- Wählen Sie mindestens drei Gemüsesorten aus, die Ihnen roh schmecken: Tomaten, Gurken, Radieschen, Karotten, Paprika, Kohlrabi, Sellerie oder Chicoréeblätter.
- Waschen und/oder schälen Sie das Gemüse und schneiden Sie es in mundgerechte Stücke.
- Angerichtet wird das Ganze in kleinen Schälchen oder Gläsern – das sieht zum Zugreifen verlockend aus.
- Bereiten Sie einen leckeren Dip zu. Suchen Sie sich Ihren Favoriten aus (siehe Rezeptseiten 142ff.). Wenn es schnell gehen muss, dann können Sie natürlich auch zu Kräuterquark, Zaziki oder anderen Frischkäsezubereitungen greifen. Eine große Auswahl finden Sie in der Kühltheke Ihres Supermarktes.

Das Müller-Menü

$\frac{1}{2}$ Kohlrabi
1 Karotte
$\frac{1}{2}$ Paprika
1 Becher Kräuterquark
2 Flaschen Bier

= ca. 62 g Kohlenhydrate und 620 kcal

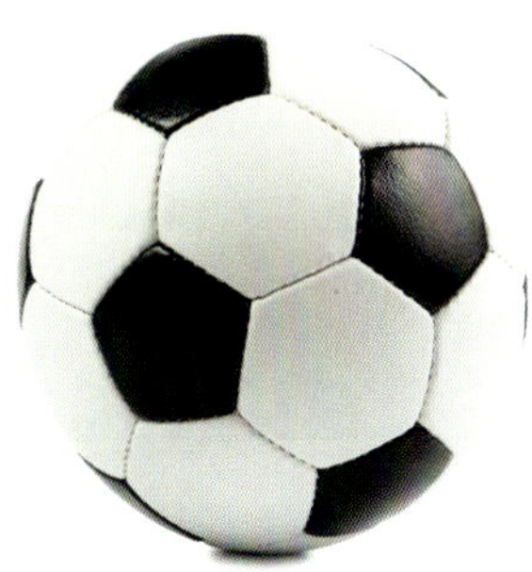

Im Fußballstadion

Currywurst und Pommes

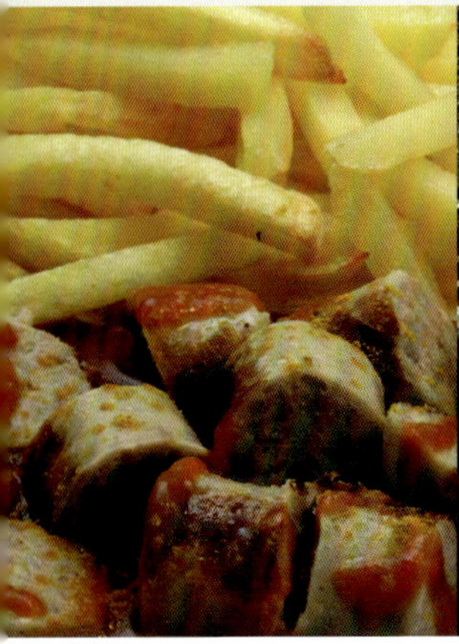

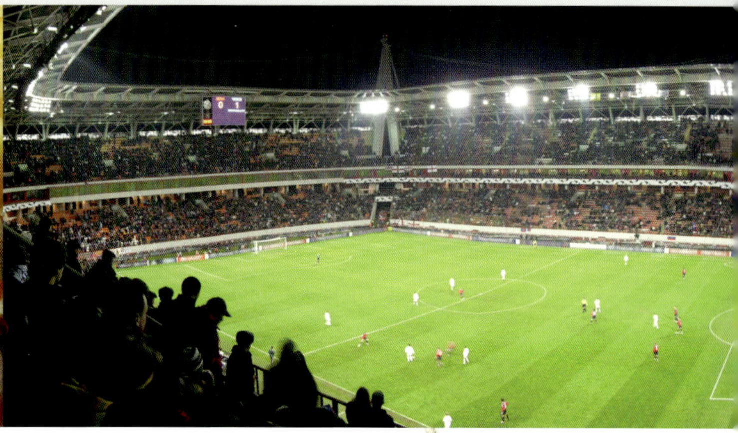

Stadionmenü

1 Currywurst (150 g)

1 Portion Pommes (200 g)

1 helles Bier (0,5 l)

= **ca. 70 g Kohlenhydrate und 1.200 kcal**

Um 1.200 Kalorien zu verbrennen, müssten Sie als 90-Kilo-Mann 2 Stunden Fußball spielen. Das ist mehr als der Profi im Stadion zu leisten hat.

Currywurst und Pommes, ein kühles Bier dazu und das Spiel kann beginnen. Hiermit liegen Sie voll im Trend, denn Bratwurst und Bier gehen im Fußballstadion am häufigsten über die Theke. Auch gut im Rennen liegen Leberkässemmel, Pizza, Brezeln oder belegte Baguettes. Das sind nicht gerade kulinarische Besonderheiten, dafür aber gemeine Fallen, die Ihren Bauchring wieder ein wenig wachsen lassen.

70

0 100 1

Auf einen Blick: Kohlenhydratmenge in Gramm für die oben beschriebene Speisenkombination. Achten Sie auf Ihre

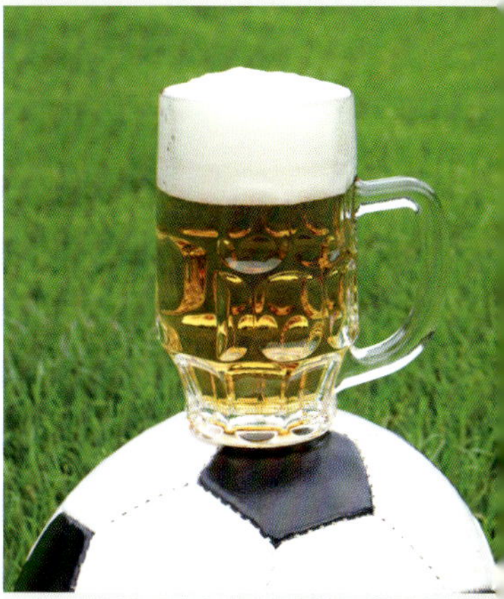

Die beste Stadionstrategie

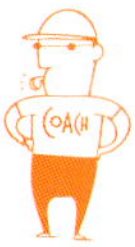

So tappen Sie nicht so leicht in die Fast-Food-Falle:

Essen Sie sich vorher zu Hause oder auf dem Weg zum Stadion ausreichend satt, sodass Sie gar keinen Appetit auf die Fast-Food-Gerichte verspüren.

Sie können Ihr Bier genießen und sich freuen, dass Sie sich nicht in der Pause auch noch in die Schlange bei der Currywurstbude einreihen müssen.

Sollten Sie aus irgendwelchen Gründen heißhungrig ins Stadion kommen, verzichten Sie zumindest auf die Portion Pommes und genießen Sie Ihre Currywurst oder Bratwurst mit einem Stück Weißbrot.

Hier gibt es keine wirklich gute Alternative bei den angebotenen Speisen. Aber eins steht fest: Sie werden sich besser fühlen ohne Pizza- und Pommesberge im Magen.

Ihr Stadionmenü

1 Currywurst (150 g)
1 Scheibe Baguette (30 g)
1 helles Bier (0,5 l)

= 30 g Kohlenhydrate und 660 kcal

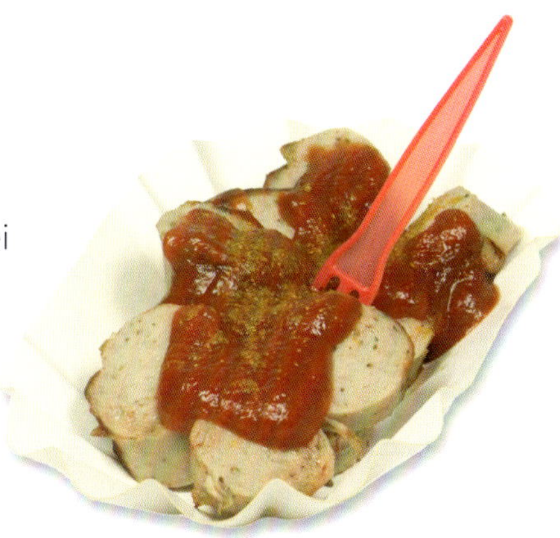

30

naximal empfohlene Kohlenhydrat-Tagesmenge (siehe Seiten 34/35)!

Nach dem Sport

Die Belohnung

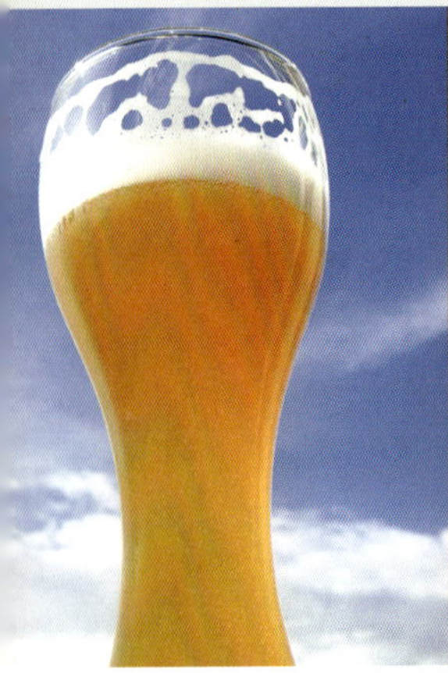

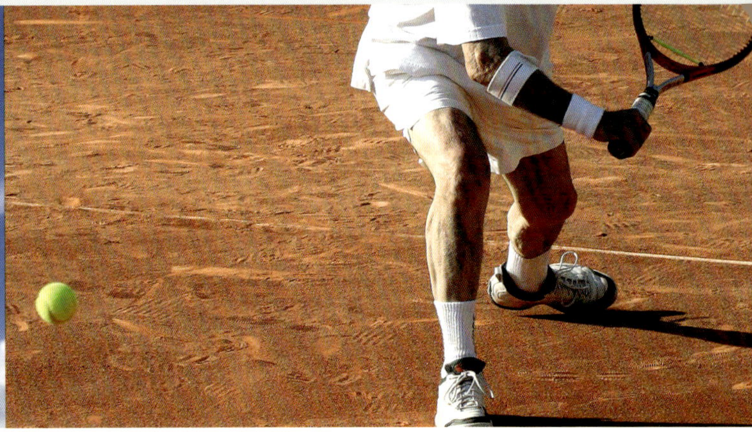

Sportlermenü für Amateure

1 Schnitzel Wiener Art mit Pommes frites

2 Hefeweizen (1 l)

= **ca. 97 g Kohlenhydrate und 1.400 kcal**

Um 1.400 Kalorien zu verbrennen, müssten Sie als 90-Kilo-Mann fast 3 Stunden Tennis spielen.

Sie waren mit Ihren Kumpels kicken oder im Wald eine Runde laufen? Bereits während des Sportelns malen Sie sich aus, was Sie sich im Anschluss Leckeres gönnen werden. Denn Sie haben sich ja bewegt, ganz viele Kalorien verbraucht und haben sich jetzt eine richtige Belohnung verdient. Die große Portion Pommes frites schmeckt Ihnen dreimal so gut wie sonst, und auch das zweite Hefebier ist schnell leer getrunken. Im Nu haben Sie doppelt so viele Kohlenhydrate zu sich genommen, wie Sie gerade bei Ihrer Sporteinheit verbraucht haben. Ärgerlich, oder?

Tipp

Mit diesem »Sportlermenü« sollten Sie sich nicht auch noch zusätzlich belasten, wenn Sie sich den ganzen Tag über schon kaum bewegt haben.

Auf einen Blick: Kohlenhydratmenge in Gramm für die oben beschriebene Speisenkombination. Achten Sie auf Ih

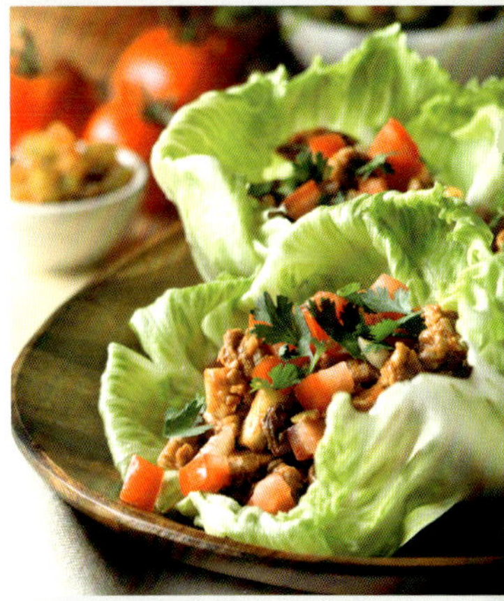

Sportlermenüs für Profis

Wählen Sie eins der folgenden Gerichte und Ihre Sporteinheit hat sich wirklich für Sie gelohnt.

Powersalat
große Salatschüssel mit Zwiebeln, Speck, gebratenen Champignons, gebratenen Putenbruststreifen, Cherrytomaten, Gurken mit Essig-Öl-Dressing

oder

Schweinesteak
natur mit Kräuterbutter und Krautsalat

oder

Putensteak
mit gemischten Blattsalaten

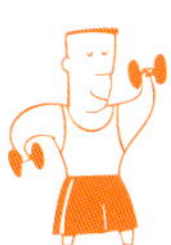

Mit jedem nicht getrunkenen Hefeweizen reduzieren Sie Ihre aufgenommene Kohlenhydratmenge um ca. 15 Gramm.

Powersalat

Zwiebelringe
30 g Speck
30 g gebratene Champignons
100 g gebratene Putenbruststreifen
50 g Cherrytomaten
30 g Gurken
Essig-Öl-Dressing
1 alkoholfreies Hefeweizen (0,5 l)

= ca. 30 g Kohlenhydrate und 630 kcal

Spontaner Damenbesuch

Wo war denn gleich die Packung Pralinen?

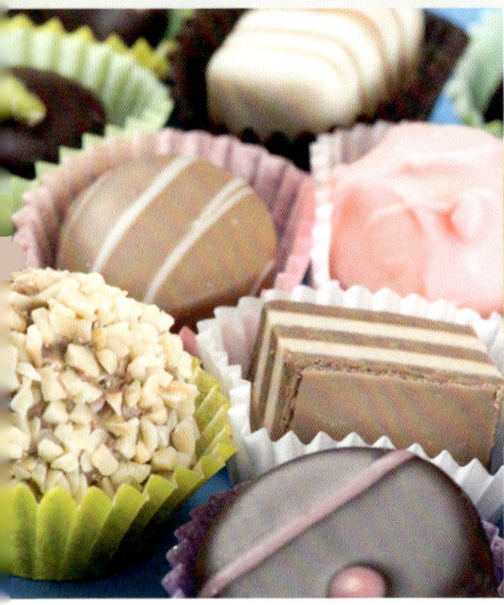

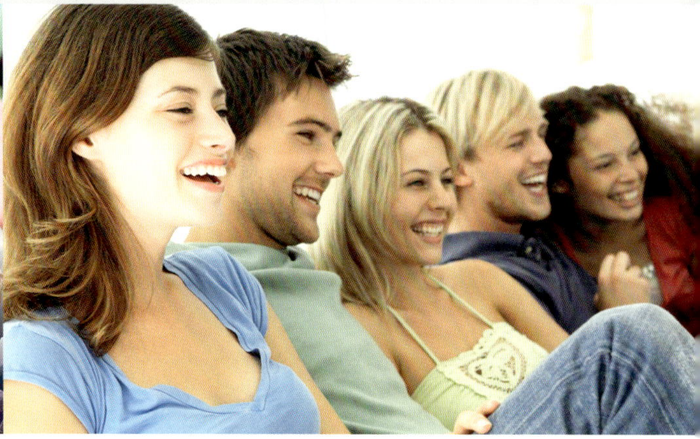

Pralinen anbieten

… und dabei selbst zugreifen

1 Nougat-Vanille-Praline
1 Amaretto-Trüffel-Praline
1 Pistazien-Marzipan-Praline
1 Trüffel-Marc-de-Champagne-Praline
1 Nuss-Krokant-Praline

= **ca. 21 g Kohlenhydrate und 250 kcal**

Um 250 Kalorien zu verbrennen, müssten Sie als 90-Kilo-Mann 45 Minuten staubsaugen – gar keine schlechte Idee, man kann ja nie wissen, wann wieder unangemeldeter Besuch vor der Türe steht.

Sie sind zu Hause, es klingelt an der Tür und Sie bekommen ganz spontan Besuch. Sie bitten ihn herein, und als höflicher Gastgeber möchten Sie ihm eine Kleinigkeit zu essen anbieten. In Ihrem Kopf gehen Sie Ihre Vorratsschränke durch auf der Suche nach einer essbaren Leckerei. Die Schachtel Pralinen, die Sie kürzlich geschenkt bekommen haben, muss jetzt daran glauben. Und während Sie sich ins Gespräch vertiefen und die letzten Neuigkeiten austauschen, sind fünf Pralinen in Ihrem Mund verschwunden.

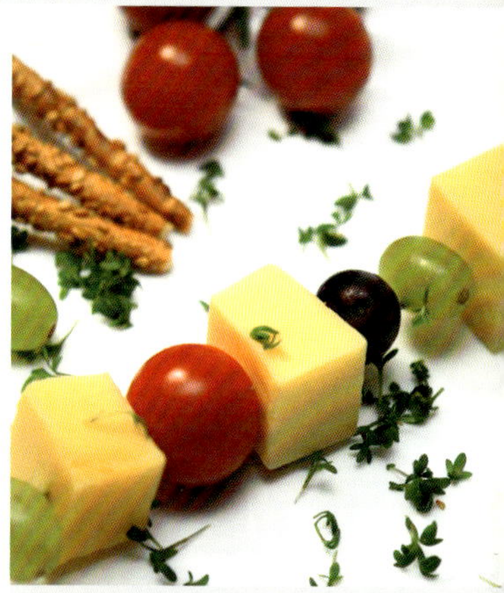

Häppchenteller statt Pralinen

Wenn Sie beim nächsten Mal eine Kleinigkeit zum Schnabulieren anbieten möchten, dann gehen Sie nicht nur Ihre Vorratsschränke durch, sondern denken Sie zu allererst an Ihren Kühlschrank! Dort findet sich bestimmt ein Stück Hartkäse, wie Parmesan oder Bergkäse, der sich wunderbar in kleine Würfel schneiden lässt. Ein Glas Oliven, natur oder gefüllt mit Knoblauch oder Paprika, ist sicher auch zu finden.

Besucherhäppchen

Portion Bergkäse (30 g)
Grüne Oliven (30 g)

= 0 g Kohlenhydrate und 200 kcal

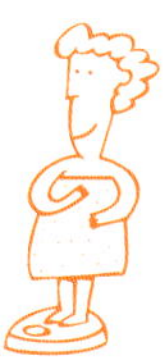

Im Nu ist ein kleiner Häppchenteller zubereitet, und Sie bringen sich und Ihren Besuch nicht in die Kohlenhydratfalle.

1. **Käse in kleine Würfel schneiden**
2. **Mit Oliven dekorieren**
3. **Mit Pfeffer aus der Mühle garnieren**
4. **Ein paar Zahnstocher erleichtern das Zugreifen**

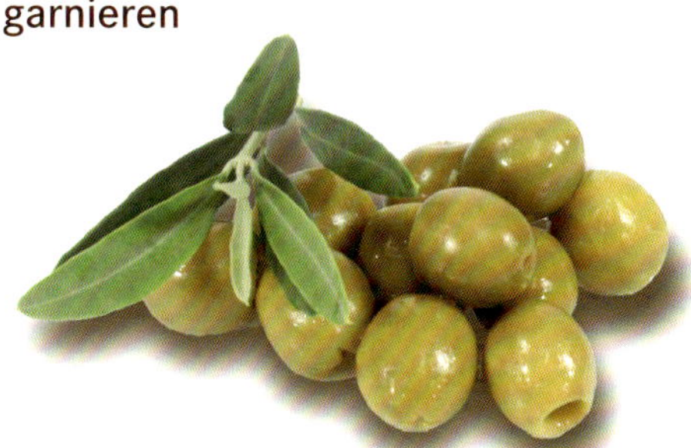

aximal empfohlene Kohlenhydrat-Tagesmenge (siehe Seiten 34/35)!

Candle-Light-Dinner

Drei Gänge für einen dicken Bauch

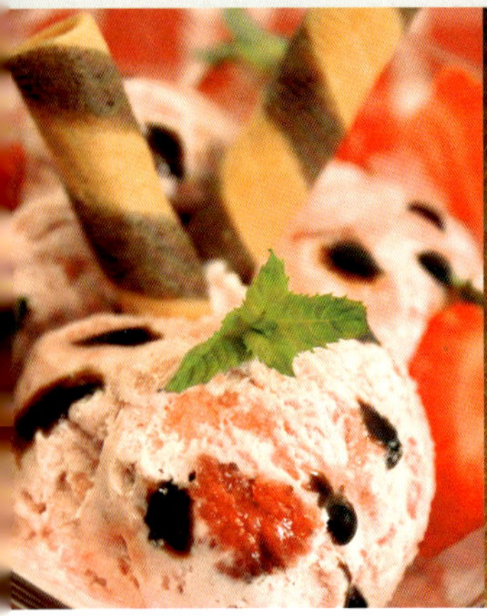

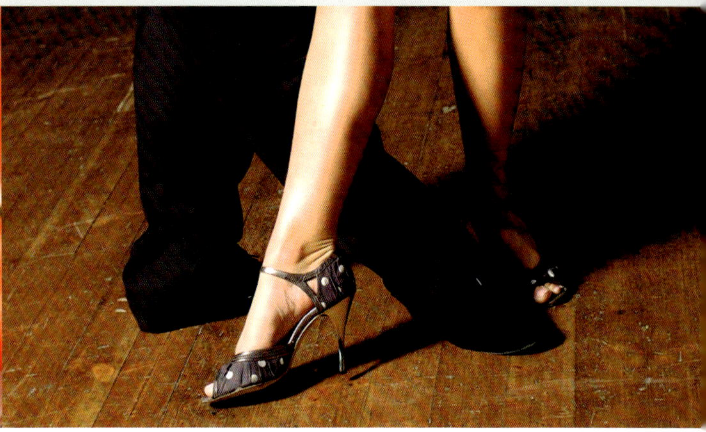

Italienisches Drei-Gänge-Menü

... das es in sich hat:

Bruschetta con pomodori

* * *

Tagliatelle con rucola e gorgonzola

* * *

Gelati mista

= **ca. 140 g Kohlenhydrate und 1.350 kcal**

Um 1.350 Kalorien zu verbrennen, müssten Sie als 90-Kilo-Mann mindestens 3 Stunden tanzen gehen. Also, jetzt wissen Sie, was nach dem Dinner noch auf dem Programm steht.

Sie sind frisch verliebt und haben Ihrem Herzblatt zu einem Candle-Light-Dinner eingeladen. Was sollen Sie nur kochen? Die deutsche Küche erinnert an Hausmannskost, die französische Küche ist Ihnen zu aufwendig. Zum Glück gibt es einfache Gerichte vom Italiener. Sie starten mit gerösteten Weißbrotscheiben und Tomatenstückchen, dann folgt ein Pastagericht mit pikanter Käsesauce und zum Nachtisch ein Dreierlei an Eiskugeln aus Ihrer Gefriertruhe. Sicherlich eine gelungene Komposition, aber werfen Sie mal bitte einen Blick auf die Kohlenhydratmenge.

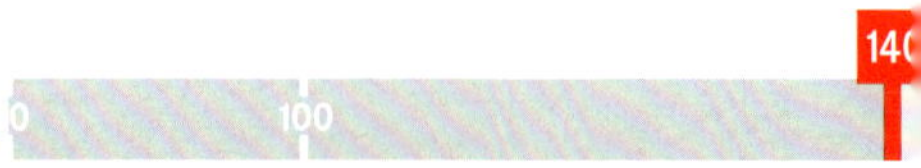

Auf einen Blick: Kohlenhydratmenge in Gramm für die oben beschriebene Speisenkombination. Achten Sie auf Ih

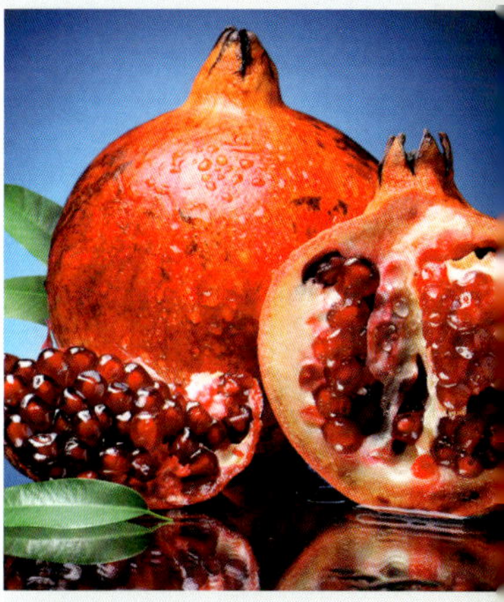

Liebe geht durch den Magen

Ein leckeres Menü, das leicht gelingt und mit den gewissen Zutaten Amor auf die Sprünge hilft:

Prosciutto di parma con melone

* * *

Insalata con scampi e chili

* * *

Crema di mascarpone con fragole

= **ca. 40 g Kohlenhydrate und 850 kcal**

Genauso italienisch, aber um einiges freundlicher für Ihren Bauchumfang ist diese Zusammensetzung. Sie starten mit Melone und Parmaschinken zur Vorspeise, dann folgt ein bunter Salatteller mit gebratenen Scampis in Zitronen-Ölivenöl-Dressing mit etwas Chili und zum Dessert reichen Sie Mascarponecreme mit Erdbeeren.

Extratipp

Schenken Sie Ihrer Frau oder Freundin zum Geburtstag oder Hochzeitstag einen erotischen Kochkurs. Zu finden unter www.mydays.de

Wenn Sie Ihr Herzblatt im Winter verführen möchten, können Sie statt der Erdbeeren wunderbar auf Granatapfel zurückgreifen.

Ah!

Wussten Sie schon?

Chilischoten und Erdbeeren gelten als Lustbringer, und der Granatapfel steht als Sinnbild für Verführung.

Mit Kindern essen

Schnell etwas Gutes zaubern

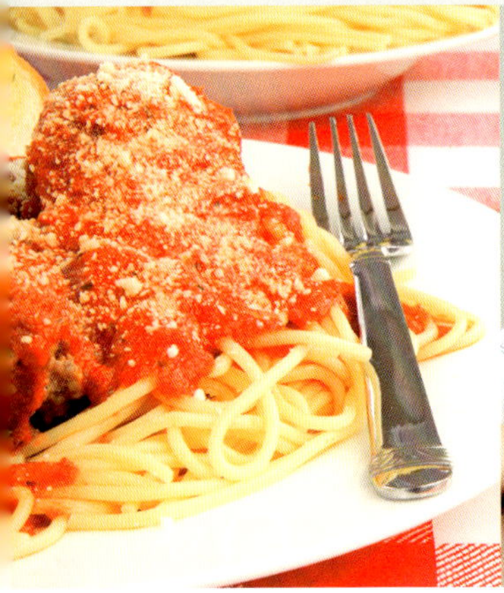

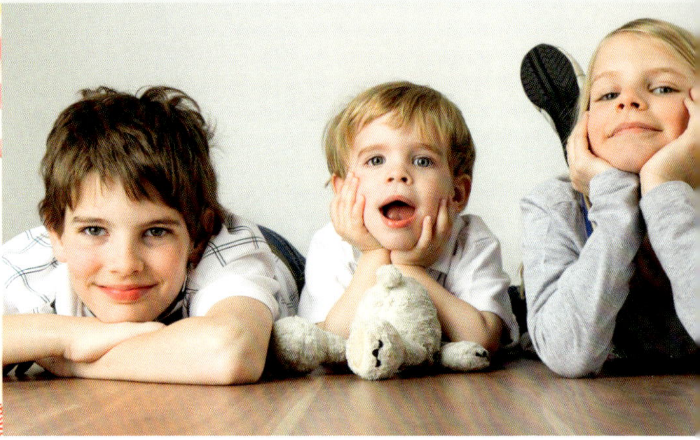

Das Kindermenü

1 *große* Portion Spaghetti (200 g)
1 *kleine* Portion Sauce Bolognese (100 g)
1 *kleiner* gemischter Salat (100 g)

= ca. 55 g Kohlenhydrate und 750 kcal

Um 750 Kalorien zu verbrennen, müssten Sie als 90-Kilo-Mann fast 1,5 Stunden mit Ihren Kindern ringen. Mit einer großen Portion Spaghetti im Bauch ein etwas unangenehmes Unterfangen.

Sie sind mit Ihren Kindern allein zu Hause und müssen schnell etwas auf den Tisch bringen, das die anspruchsvollen Kindermünder zufrieden stellt. Auf Quengeleien haben Sie gar keine Lust. Also gibt es das, was alle Kinder gerne essen: Spaghetti Bolognese. Und weil es auch Ihnen gut schmeckt, langen Sie kräftig zu. Im Nu sind Ihre Kinder satt und glücklich, essen dabei meist gar nicht die ganze Portion. Sie allerdings schon, und Ihre Kohlenhydratmenge wächst rasant.

55

Auf einen Blick: Kohlenhydratmenge in Gramm für die oben beschriebene Speisenkombination. Achten Sie auf Ih

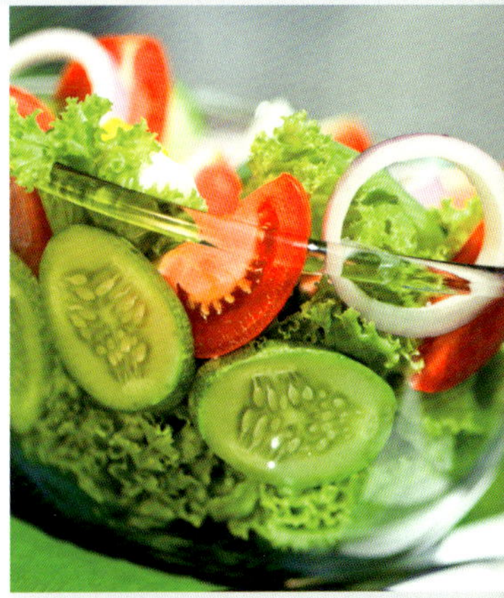

Wenn Spaghetti, dann richtig!

Auch Sie können sich das Kindermenü schmecken lassen. Stellen Sie sich Ihren Teller nur ein wenig anders zusammen als den Ihrer Kinder. Bei Ihren Kindern dürfen Spaghetti und Sauce ruhig im gleichen Verhältnis auf dem Teller sein, ein kleiner Salat dazu und die Kids sind zufrieden. Bei Ihnen darf der knackige Salat die größte Tellerfläche einnehmen, ein Viertel davon füllen Sie mit Nudeln und das andere Viertel ist für die Sauce reserviert. **Guten Appetit!**

Das Erwachsenenmenü

- 1 *kleine* Portion Spaghetti (100 g)
- 1 *große* Portion Sauce Bolognese (150 g)
- 1 *großer* gemischter Salat (150 g)

= ca. 30 g Kohlenhydrate und 550 kcal

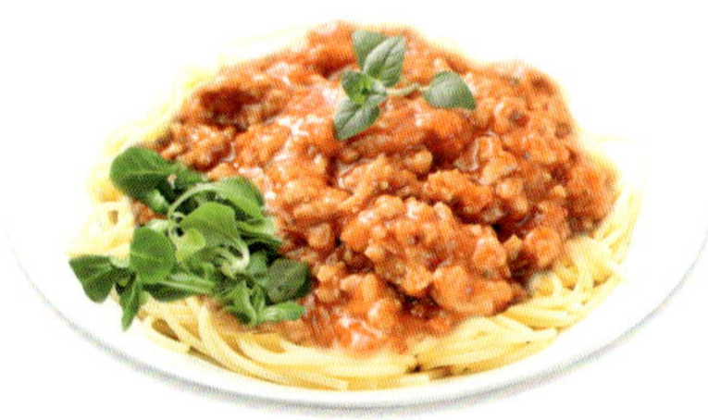

Der Kinderteller

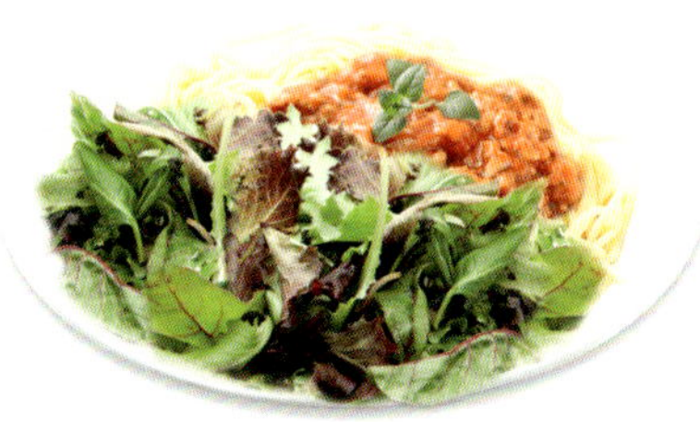

Ihr Teller

Tipp

Die gleiche Mahlzeit für groß und klein. Entscheidend ist allerdings, wie Sie sich Ihren Teller füllen.

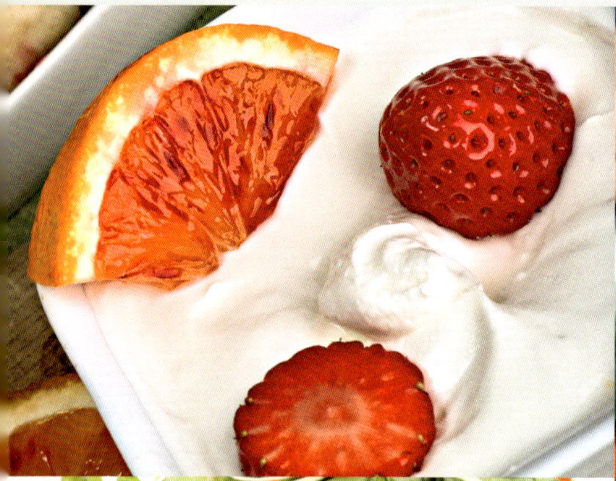
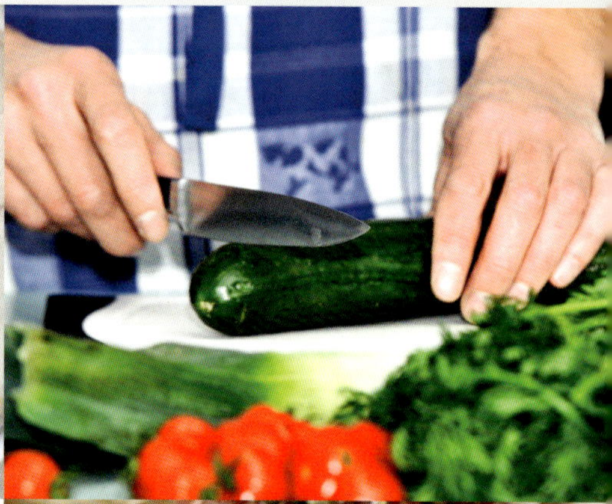
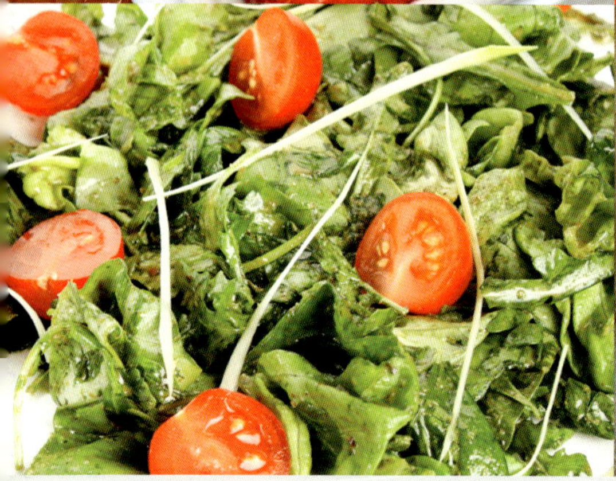
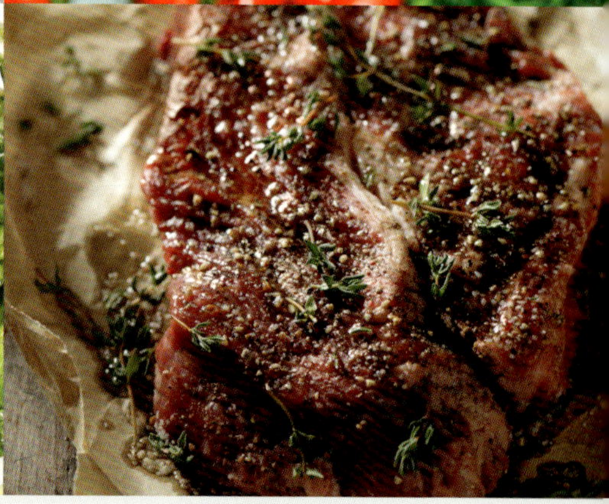

Rezepte

Die beschichtete Bratpfanne

Küchenhelfer Nummer 1

Griffe

Prüfen Sie vor dem Kauf die Griffqualität. Stabil und groß genug sollte er sein. Also rütteln Sie vor dem Kauf kräftig daran. Wenn Sie Ihre Pfanne auch für Ofengerichte nutzen möchten, sollten die Griffe hitzebeständig oder abnehmbar sein. Es gibt unterschiedliche Möglichkeiten der Verarbeitung. Geschraubte Griffe können Sie später selbst wieder nachziehen.

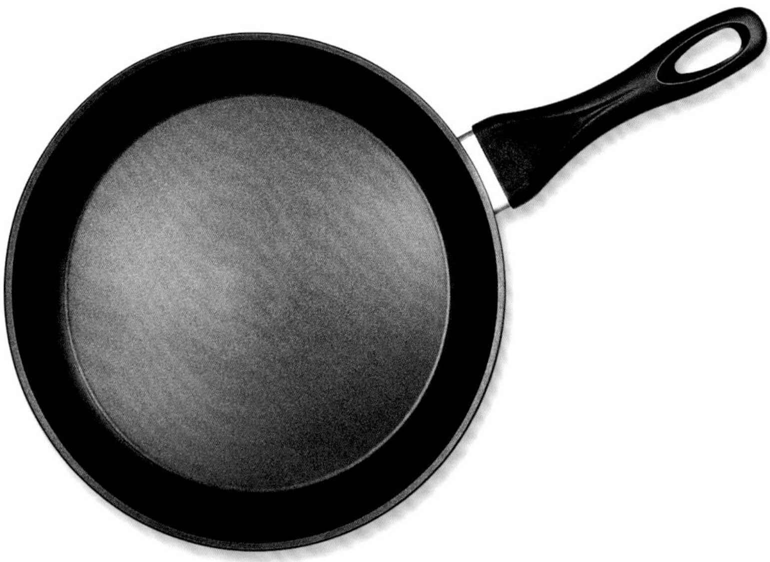

Pflege

Beschichtete Pfannen möchten am liebsten nur mit heißem Wasser ohne Spülmittel gereinigt werden. Ein leichter Ölfilm pflegt die Beschichtung und sorgt somit für lange Antihafteigenschaften. Beachten Sie ansonsten die Pflegehinweise des Herstellers – vor allem bevor Sie die Pfanne in die Spülmaschine stecken wollen.

Größe

Die Größe wird durch den Durchmesser bestimmt. 18, 24 oder 28 Zentimeter – damit ist der obere Pfannenrand gemeint. Der Bodendurchmesser ist um einige Zentimeter kleiner. Am besten, Sie haben eine kleine (18 Zentimeter) und eine große (28 Zentimeter) Pfanne.

Beschichtung

Eine Pfanne mit einer qualitativ hochwertigen Antihaftbeschichtung bringt Freude in die Küche. Mal abgesehen von dem Vorteil, dass Sie weniger Fett zum Anbraten brauchen, macht es einfach Spaß, wenn das Bratgut im Ganzen auf dem Teller landet und nicht zur Hälfte noch in der Pfanne klebt. Informieren Sie sich im Fachhandel über die unterschiedlichen Beschichtungsarten.

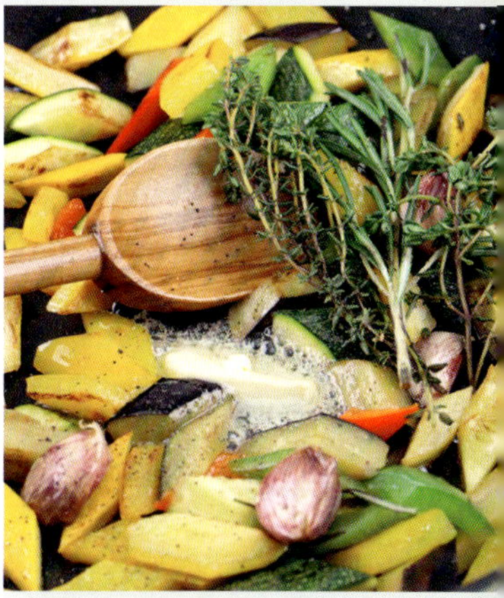

Auf einen Blick:

- optimales Gelingen des Gerichtes
- minimaler Aufwand beim Abwasch
- Spaß beim Kochen und Experimentieren

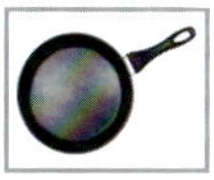

Wenn Sie dieses Symbol in den Rezepten finden, ist die Zubereitung mit einer beschichteten Pfanne kinderleicht.

Beim Kauf einer Pfanne lohnt sich eine Fachberatung. Hier finden Sie die für Ihre Zwecke beste Lösung. Es ist definitiv sinnvoll, einmalig etwas mehr Geld für eine Pfanne mit stabiler Beschichtung auszugeben, statt hintereinander drei oder vier billigere Modelle zu verschleißen.

Das Küchenmesser

Küchenhelfer Nummer 2

Die Klinge

Das Herzstück des Messers gibt es aus Stahl oder Keramik. In unterschiedlichen Größen und Formen. Entscheidend ist die Schärfe der Klingenschneide. Denn mit scharfer Klinge geht die Arbeit in der Küche ruck, zuck von der Hand. Die Härte des Stahls entscheidet letztendlich über die Schärfe der Klinge und über ihre Lebensdauer.

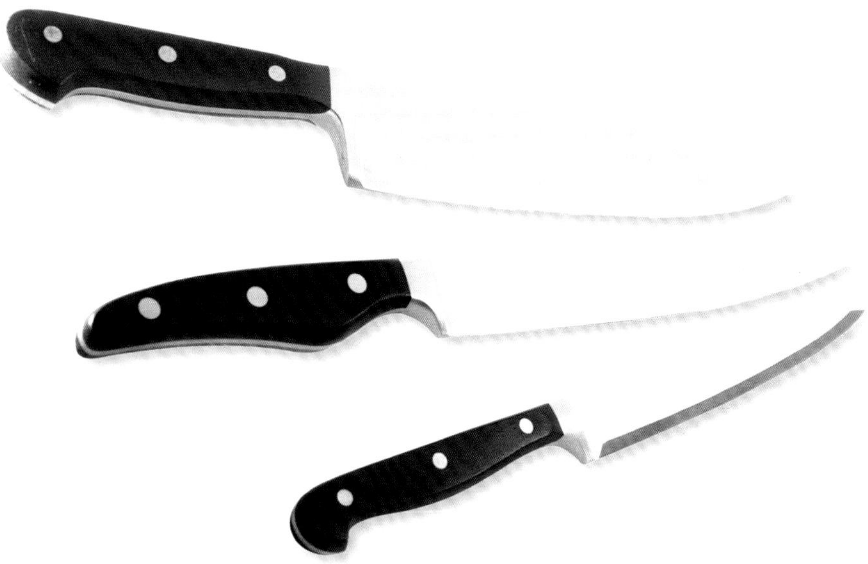

Schneidbretter

Als Unterlage am besten Holz- oder Kunststoffbretter benutzen. Auf Glas- oder Marmoroberflächen wird die Klinge schnell stumpf.

Der Griff

Wichtig ist, dass das Messer gut in Ihrer Hand liegt. Je nach Größe der Handfläche und Schwere der Klinge hat man individuelle Vorlieben für den optimalen Griff.

Reinigen

Hochwertige Küchenmesser sollten nicht in der Spülmaschine gereinigt werden. Lauwarmes Wasser, etwas Spülmittel und danach sofort abtrocknen. So pflegen Sie die Klinge am besten.

Lassen Sie sich beim Messerkauf fachmännisch beraten. Soll es ein japanisches Santoku oder ein deutsches Profimesser mit Stahl aus Sohlingen sein? Einseitig oder zweiseitig geschliffene Klinge? Fragen, auf die Sie im Fachgeschäft sicher eine Antwort finden. Noch ein Vorteil: Dort zeigt man Ihnen auch, wie Sie das Messer professionell schleifen.

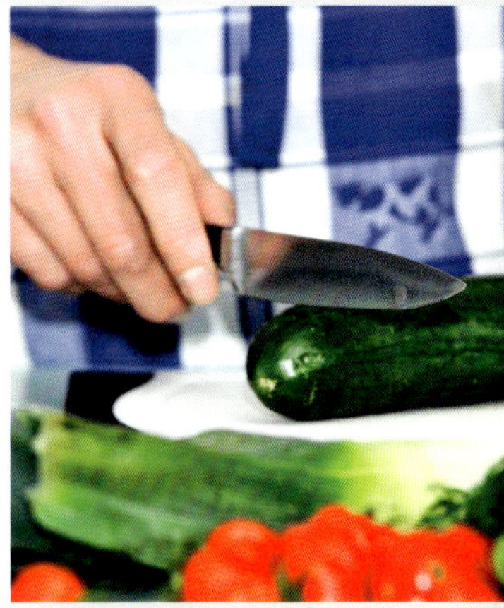

Auf einen Blick:

- Spaß beim Gemüseschneiden
- Qualität ein Leben lang
- Küchenwerkzeug wie die Profis

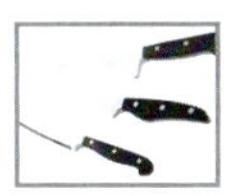

Wenn Sie dieses Symbol in den Rezepten finden, ist die Zubereitung mit einem scharfen und hochwertigen Messer ein Kinderspiel.

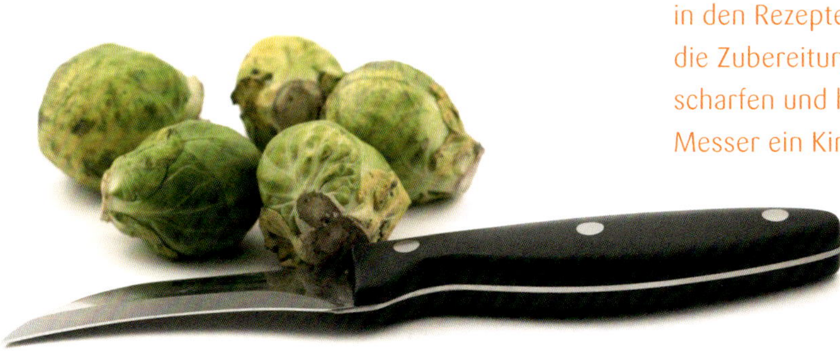

Der Küchenhobel

Küchenhelfer Nummer 3

Der Hobel

Sie können einen Gemüsehobel in Ihrer Küche mit dem Hobel in einer Schreinereiwerkstätte vergleichen. Ein unverzichtbares Werkzeug, das Ihnen viele Arbeitsschritte erleichtert und im Endeffekt auch noch für das gute Gelingen einer Mahlzeit sorgt.

Wichtig: Verschiedene Hobeleinsätze und ultrascharfe Spezialmesser aus rostfreiem Edelstahl.

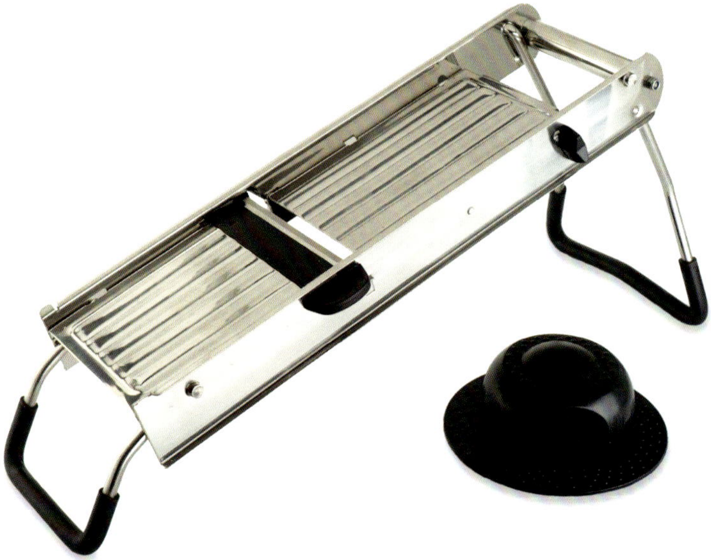

Würfel

Ein besonderes Geschmackserlebnis sind bunte Rohkostsalate. Hauchfeine Gemüsewürfelchen nehmen das Salatdressing besser auf und schmecken daher intensiver als große Stücke.

Scheiben

Von hauchdünnen bis hin zu dicken Scheiben können Sie im Nu Gemüse oder Obst hobeln. Rote Beete- oder Kohlrabi-Carpaccio sind eine ernst zu nehmende Konkurrenz zum Gurkensalat.

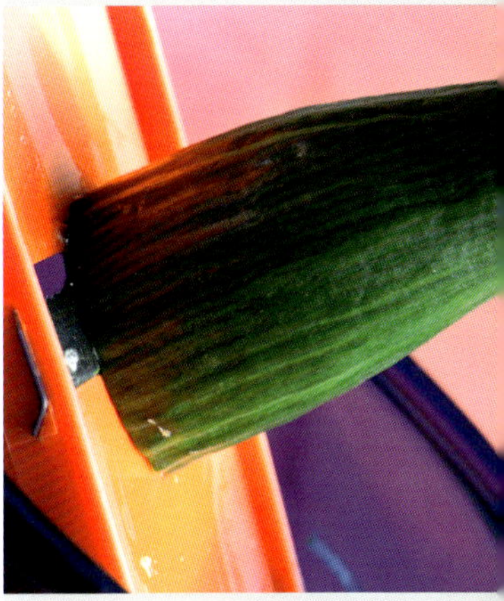

Streifen und Stifte

Sie kennen das aus dem Restaurant? Fein geschnittene Gemüsesticks, von denen eins dem anderen gleicht. Das Auge isst mit, daher machen diese Sticks erst recht Appetit auf knackiges Gemüse.

Inspizieren Sie die Schubladen Ihrer Küche. Finden Sie dort einen halb verrosteten Gurkenhobel und eine stumpfe Reibe? Dann sollten Sie sich bald einen Multifunktionshobel in einer guten Qualität besorgen. Denn damit macht die Zubereitung von Gemüse und Obst noch viel mehr Spaß. Eine kleine inspirierende Geräteeinführung gibt es häufig in der Fußgängerzone!

Auf einen Blick:

- blitzschnelles Zerkleinern von Obst und Gemüse
- Gemüsesticks meisterhaft geschnitten
- optimal auch für kleine Mengen
- leicht zu reinigen

Tipp

Achtung! Mit wenig Routine im Gebrauch des Hobels ist ein Fingerschutz unerlässlich.

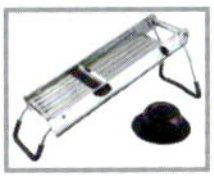

Wenn Sie dieses Symbol in den Rezepten finden, ist die Zubereitung dank des Hobels schnell und kinderleicht.

Frühstück

Süß und herzhaft

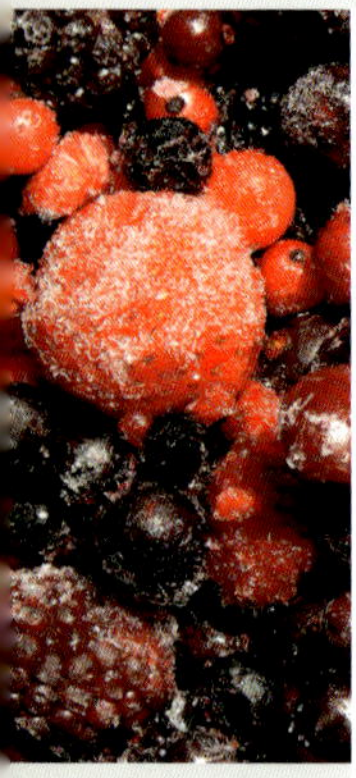

Beerenmilchshake

Zutaten für 1 Portion

100 g Beerenfrüchte, frisch oder tiefgekühlt
4 EL Joghurt (3,5 % Fett)
125 ml Milch
1 EL Ahornsirup

= **ca. 30 g Kohlenhydrate und 260 Kalorien**

Einfacher geht's kaum

Alle Zutaten in ein hohes Gefäß geben, 30 Sekunden pürieren. Fertig!

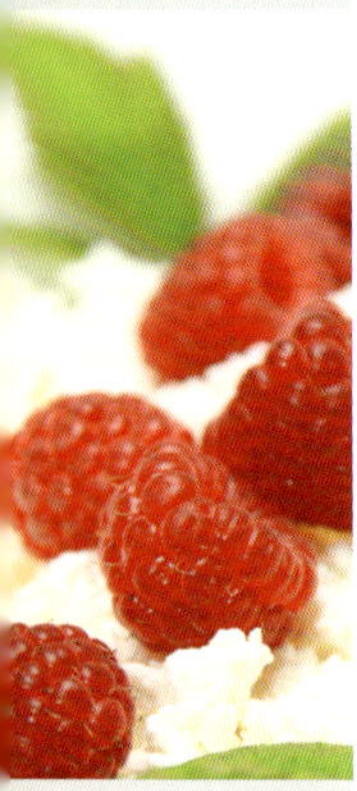

Apfelquark mit Himbeeren und Zimt

Zutaten für 1 Portion

½ Apfel
1 TL Zitronensaft
5 EL Quark
2 EL Mineralwasser
1 EL Himbeeren
1 EL Mandelsplitter
½ TL Zimt

= **ca. 21 g Kohlenhydrate und 350 Kalorien**

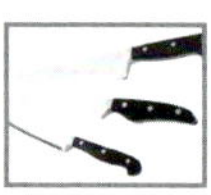

1. Den Apfel waschen, halbieren und entkernen und in kleine Würfel schneiden bzw. hobeln (eine Hälfte für den kleinen Hunger zurücklegen).

2. Apfelstücke mit dem Zitronensaft beträufeln.

3. In Ihrer Müslischüssel Quark mit Mineralwasser cremig rühren.

4. Apfelstücke, Mandelsplitter, und wer mag, Zimt unterheben. Himbeeren drauf und fertig.

Lachsschnitte mit Frischkäse und Gurken

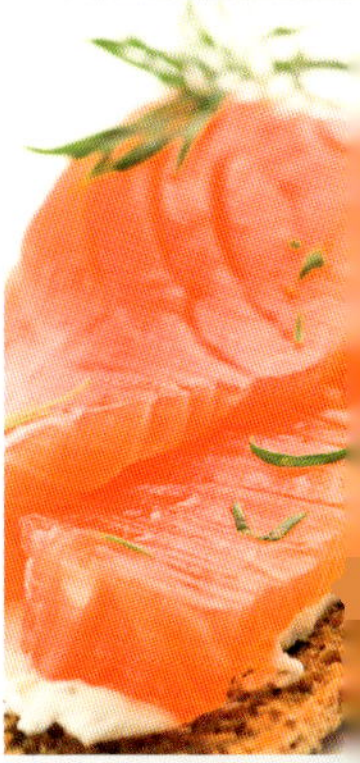

Zutaten für 1 Portion

1 Scheibe Vollkornbrot (50 g)
1 EL Frischkäse Rahmstufe
1 Scheibe Lachs (20 g)
5 Gurkenscheiben

= **ca. 32 g Kohlenhydrate und 275 Kalorien**

1. Eine Scheibe Vollkornbrot mit Frischkäse bestreichen.

2. Mit Lachs und Gurkenscheiben belegen.

Vergleiche: Eine Scheibe Brot mit Butter und Marmelade enthält etwa 51 g Kohlenhydrate und 390 Kalorien.

Paprika-Quark-Schnitte

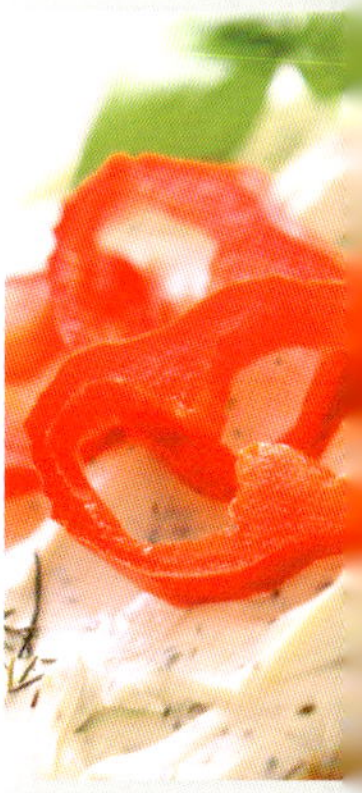

Zutaten für 1 Portion

1 Scheibe Mischbrot (50 g)
1 EL Quark (Halbfettstufe)
$\frac{1}{2}$ rote Paprika
1 EL gehackter Schnittlauch
Salz, Paprikapulver
Pfeffer aus der Mühle

= **ca. 34 g Kohlenhydrate und 195 Kalorien**

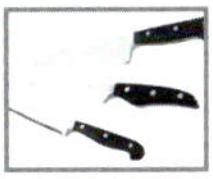

1. Paprika halbieren, Kerne, Trennwände und Stielansatz entfernen, (eine Hälfte für den kleinen Hunger zur Seite legen). $\frac{1}{4}$ der Paprika in kleine Würfel schneiden, das andere Viertel in Streifen.

2. Paprikawürfel mit Quark vermengen und mit Paprikapulver und Pfeffer abschmecken.

3. Brotscheibe mit Quarkmasse bestreichen, Paprikastreifen darüber legen und mit gehacktem Schnittlauch bestreuen.

Frühstück

Süß und herzhaft

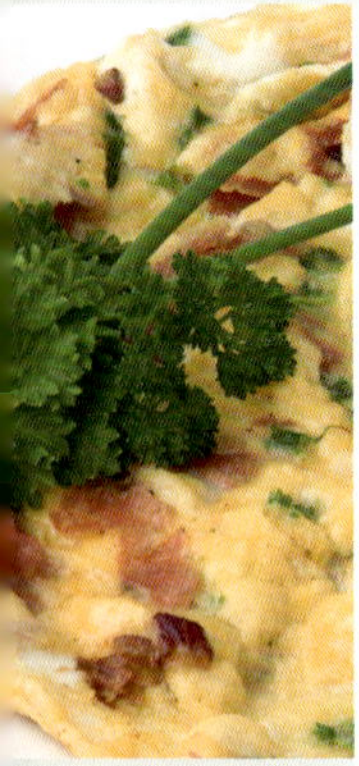

Gemüseomelett mit Schinken

Zutaten für 1 Portion
2 Eier, 1 EL Mineralwasser
1 kleine Zwiebel
½ Paprikaschote, 1 Tomate
2 Scheiben gekochter Schinken, 1 EL Rapsöl
1 EL gehackter Schnittlauch
Salz u. Pfeffer aus der Mühle

= **ca. 10 g Kohlenhydrate und 390 Kalorien**

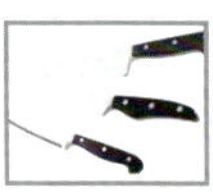
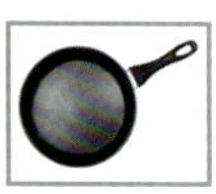

1. Eier und Wasser verquirlen.

2. Zwiebel, Paprika und Tomate in kleine Würfel schneiden, gekochten Schinken ebenfalls klein stückeln. Mit der Eimasse vermengen und würzen.

3. Rapsöl in die beschichtete Pfanne geben, Ei-Gemüse-Masse dazugeben und circa 20 Minuten bei kleiner Hitze stocken lassen.

4. Schnittlauch drüber und fertig!

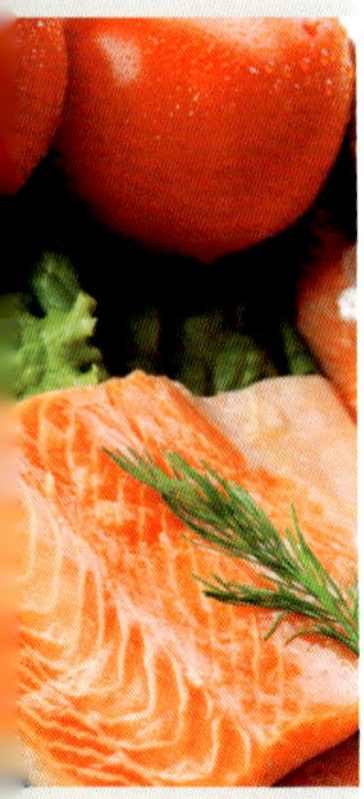

Rührei mit Tomaten, Kräutern und Lachs

Zutaten für 1 Portion
2 Eier, 1 EL Mineralwasser
1 Tomate, 1 EL Rapsöl
2 Scheiben Lachs
1 EL frische Kräuter
Salz u. Pfeffer aus der Mühle

= **ca. 5 g Kohlenhydrate und 350 Kalorien**

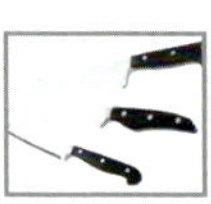
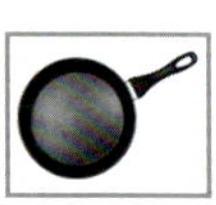

1. Eier und Mineralwasser mit der Gabel verquirlen.

2. Tomate in Stücke schneiden.

3. Rapsöl in der Pfanne erhitzen, Eier und Tomatenstücke dazu und das Rührei kurz anbraten.

4. Rührei mit Kräutern bestreuen und mit Räucherlachs genießen.

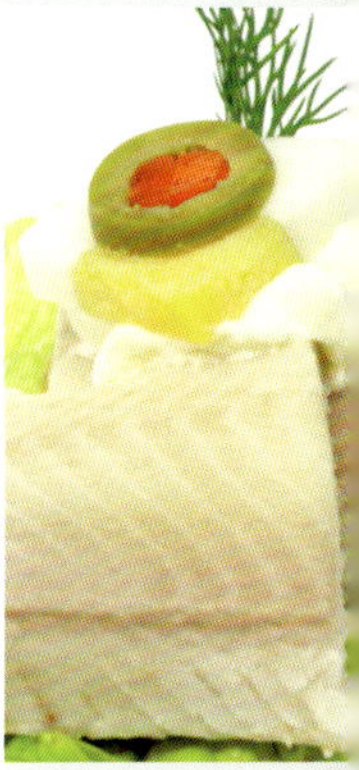

Räucherforelle mit Kräuterquark

Zutaten für 1 Portion

125 g geräuchertes Forellenfilet

Für den Schnittlauchquark

¼ Salatgurke
100 g Quark (Halbfettstufe)
100 g Joghurt
3 EL gehackter Schnittlauch
1 TL Meerrettich, Kräutersalz, Pfeffer aus der Mühle

= **ca. 10 g Kohlenhydrate und 360 Kalorien**

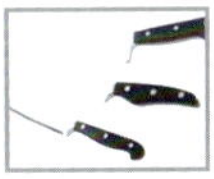
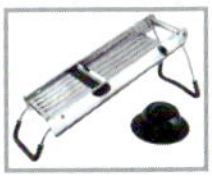

1. **Salatgurke grob** raspeln.

2. **Quark, Joghurt** und Meerrettich mit Gurke und Schnittlauch vermengen.

3. **Salzen und pfeffern.**

4. **Kräuterquark mit** Forellenfilet zusammen genießen.

Oder noch einfacher: Nehmen Sie den Kräuterquark aus der Kühltheke.

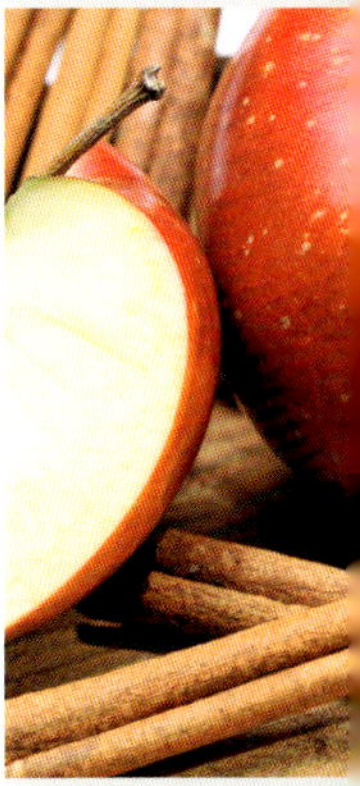

Vollkorn-Apfel-Schnitte

Zutaten für 1 Portion

1 Scheibe Vollkornbrot (30 g)
1 EL Quark (Halbfettstufe)
½ Apfel
Zimt

= **ca. 30 g Kohlenhydrate und 175 Kalorien**

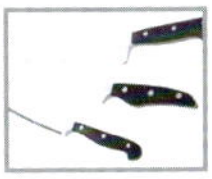

1. **Apfel halbieren,** Kerngehäuse entfernen und in Scheiben schneiden.

2. **Vollkornbrot mit** Quark bestreichen und mit Apfelscheiben belegen.

Wer mag, würzt noch mit Zimt!

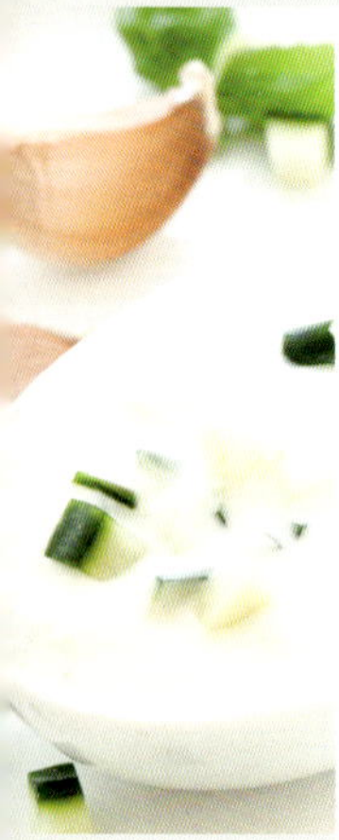

Geeiste Gurken-Joghurt-Suppe

Zutaten für 1 Portion

$\frac{1}{4}$ Salatgurke
125 g Naturjoghurt (3,5 %)
60 ml Buttermilch
$\frac{1}{2}$ Knoblauchzehe
Pfeffer aus der Mühle
$\frac{1}{2}$ Zweig Minze

= **ca. 9 g Kohlenhydrate und 115 Kalorien**

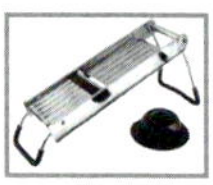

1. Gurke gründlich waschen, nach Belieben schälen und mit dem Haushaltshobel sehr fein raspeln. Einige Gurkenstifte zum Garnieren beiseite stellen.

2. Gurkenraspel, Buttermilch und Joghurt verrühren.

3. Zum Würzen die Knoblauchzehe mit der Presse in die Suppe pressen, kräftig salzen und pfeffern.

4. Die Minzeblättchen klein hacken und einrühren.

5. Suppe circa 2 Stunden kalt stellen. Vor dem Servieren restliche Gurkenstifte auf die Suppe geben.

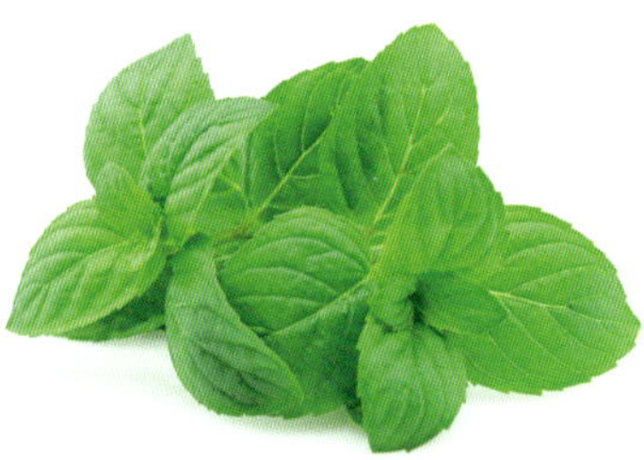

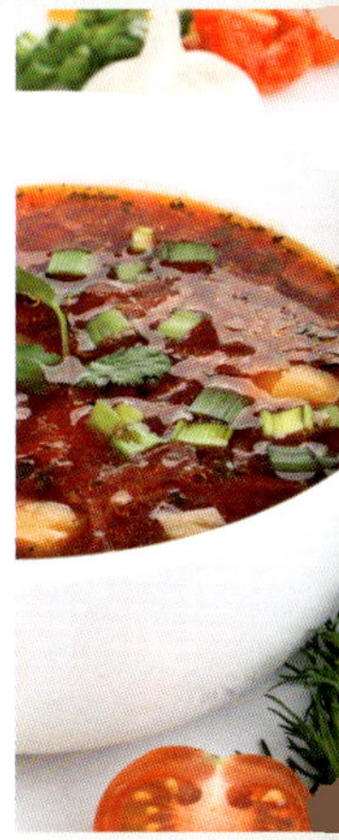

Borschtsch

Zutaten für 1 Portion

¼ Rote Beete
1 TL Rapsöl
15 g Speckwürfel
¼ Zwiebel
½ Möhre
½ Stange Staudensellerie
¼ l Bio-Hühnersuppe
½ kleine Dose Tomaten
1 TL Zitronensaft
1 TL gehackter Dill
tiefgekühlt
75 ml saure Sahne

= **ca. 10 g Kohlenhydrate und 210 Kalorien**

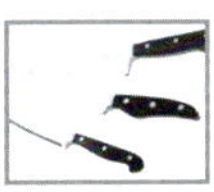

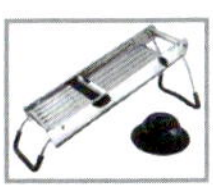

1. Rote Beete und Karotte schälen und mit der Haushaltsreibe in feine Stifte raspeln. Sellerie in Streifen schneiden und Zwiebel fein würfeln.

2. Das Rapsöl in einem großen Topf erhitzen und die Speckwürfel darin kurz anbraten. Die Zwiebeln einige Minuten mit dünsten, dann geschnittenes Gemüse hinzugeben und etwa 5 Minuten dünsten.

3. Mit Bio-Hühnerbrühe, Dosentomaten mit Saft und Zitronensaft aufgießen, Dill hinzugeben, salzen und pfeffern.

4. Die Suppe circa eine ½ Stunde auf kleiner Flamme köcheln lassen.

5. Mit einem Klecks saurer Sahne servieren.

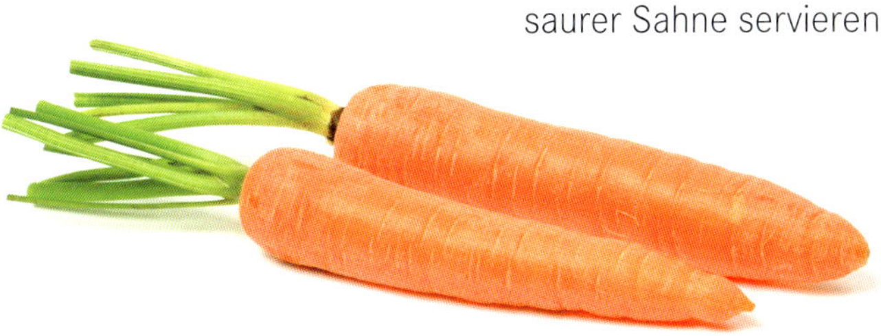

Suppen

Kalt und warm

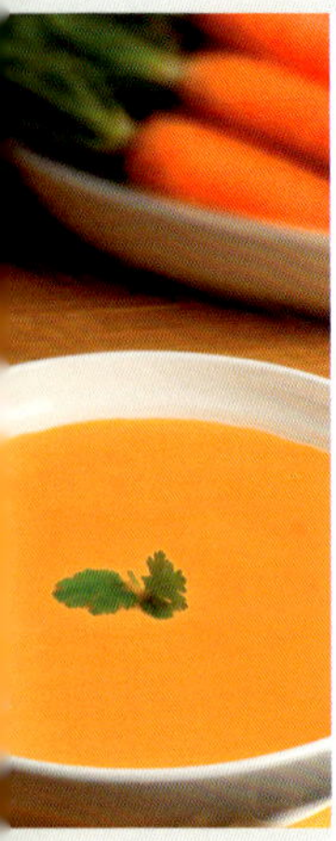

Karottencremesuppe mit Koriander

Zutaten für 1 Portion

1 Karotte
1 TL Rapsöl
10 g Butter
1/4 Zwiebel
1/2 Stange Sellerie
1/2 kleine Kartoffel
250 ml Bio Hühnerbrühe
1 TL Koriander
50 ml Milch
Salz u. Pfeffer aus der Mühle

= **ca. 15 g Kohlenhydrate und 180 Kalorien**

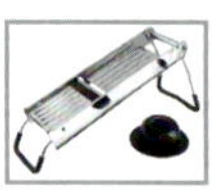

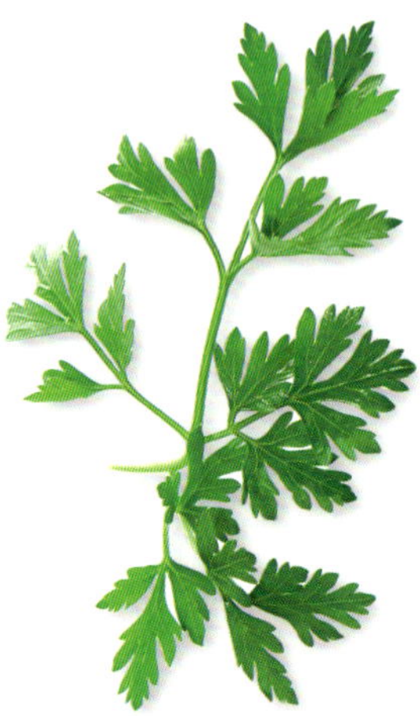

1. Karotten und Kartoffeln waschen und mit dem Haushaltsreibe grob raspeln. Sellerie in kleine Stücke schneiden.

2. Rapsöl und Butter in einen großen Topf geben und Zwiebelwürfel darin dünsten. Sellerie, Kartoffel- und Karottenstücke circa 20 Minuten mitdünsten.

3. Die Brühe hinzugeben, aufkochen lassen und 10 Minuten auf kleiner Flamme köcheln lassen.

4. Suppe etwas abkühlen lassen und mit dem Pürierstab pürieren. Milch unterrühren.

5. Mit Salz, Pfeffer und gemahlenem Koriander abschmecken und mit klein gehacktem Koriander garnieren.

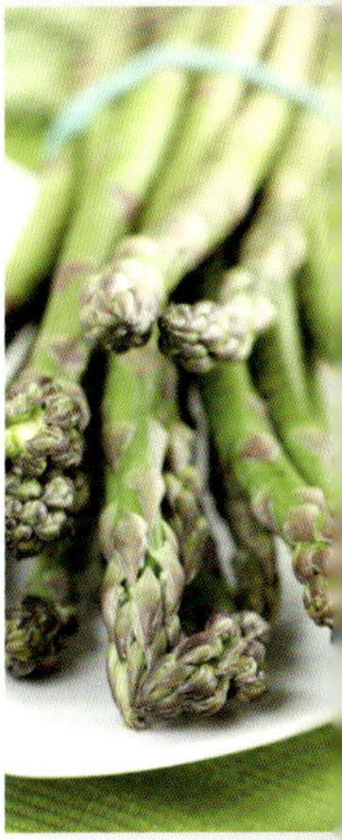

Spargelsuppe aus grünem Spargel

Zutaten für 1 Portion

200 g grüner Spargel
20 g Butter
3 Schalotten
1 TL Mehl
300 ml Bio-Gemüsebrühe
1 EL Zitronensaft
125 ml Milch
6 EL Sahne
1 TL Petersilie
Salz
Pfeffer aus der Mühle

= **ca. 6 g Kohlenhydrate und 220 Kalorien**

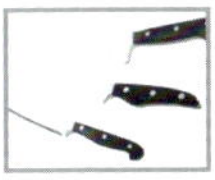

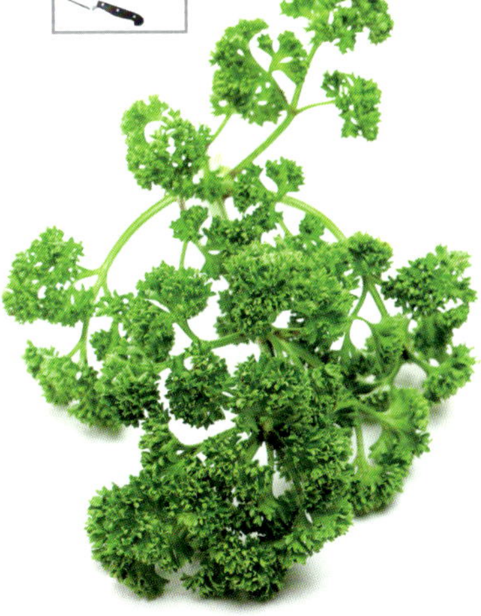

1. Spargel waschen, Enden abschneiden. Spargelspitzen etwa 4 Zentimeter lang abschneiden, restliche Stange in kleine Stücke schneiden.

2. Schalotten würfeln und in der Hälfte der Butter glasig dünsten. Spargelstücke – aber nicht die Spitzen – hinzugeben und eine Minute mit andünsten.

3. Dann 1 Teelöffel Mehl einstreuen und kurz mit anschwitzen. Mit Gemüsebrühe und Zitronensaft aufgießen, salzen, pfeffern und etwa 15 Minuten köcheln lassen.

4. Die Suppe etwas abkühlen lassen und pürieren. Milch dazugeben.

5. Die Spargelspitzen in der restlichen Butter 3 bis 4 Minuten leicht andünsten, bis sie fast gar sind.

6. Spargelspitzen und Sahne zugeben, mit Petersilie garnieren.

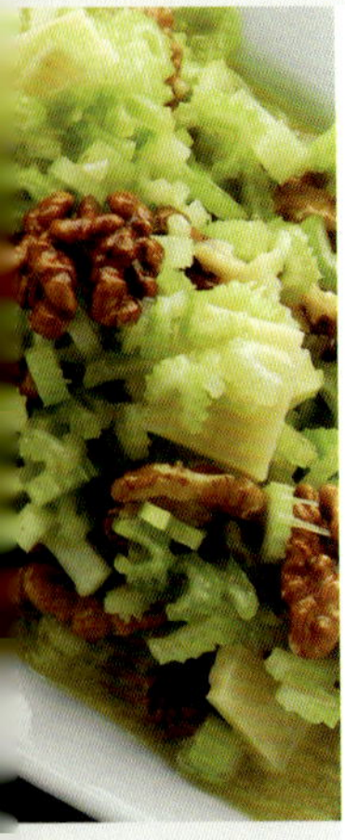

Selleriesalat mit Avocadoscheiben

Zutaten für 1 Portion

1 EL Schinkenwürfel
1 Stangensellerie
½ Frühlingszwiebel
1 EL gehackte Walnüsse
½ reife Avocado
1 EL Zitronensaft
1 EL saure Sahne
1 EL Olivenöl
Pfeffer aus der Mühle

= **ca. 9 g Kohlenhydrate und 585 Kalorien**

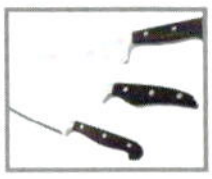

1. Sellerie und Frühlingszwiebel waschen, das Grün entfernen und in kleine Stücke schneiden. Mit Schinkenwürfeln und gehackten Walnüssen vermischen.

2. Avocado am Kern entlang teilen und den Kern entfernen. Die eine Hälfte schälen und in Scheiben schneiden.

3. Saure Sahne mit Olivenöl, Zitronensaft und Pfeffer vermengen.

4. Avocadoscheiben dem Salat aus Sellerie, Frühlingszwiebeln und Schinken hinzugeben und Sahne-Öl-Dressing vorsichtig unter den Salat heben.

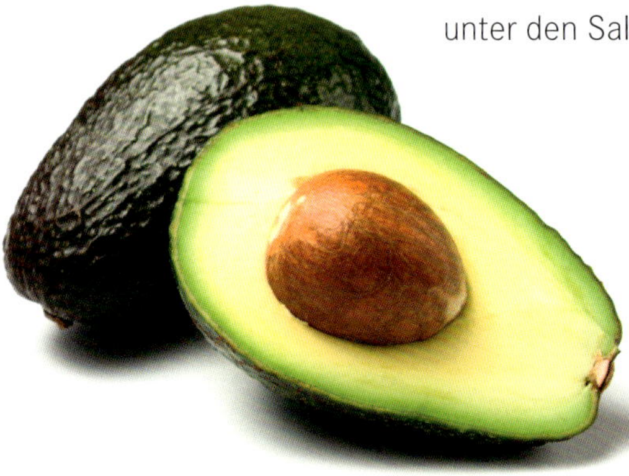

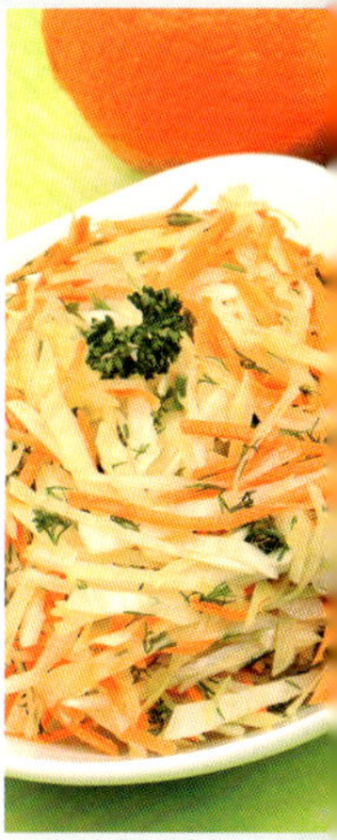

Möhren-Apfel-Orangen-Salat

Zutaten für 1 Portion

½ Apfel
1 EL Zitronensaft
1 große Möhre
½ Orange

Für das Dressing

2 EL Olivenöl
1 EL Zitronensaft
1 EL Naturjoghurt
1 EL frische Kräuter, z. B. Petersilie und Schnittlauch

= **ca. 24 g Kohlenhydrate und 214 Kalorien**

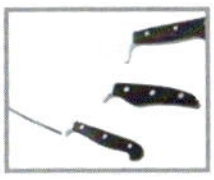 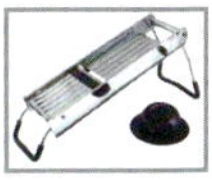

1. Apfel entkernen und in feine Scheiben schneiden und Zitronensaft darübergeben.

2. Karotte schälen und fein raspeln.

3. Orange schälen, mit einem scharfen Messer die weiße Haut abziehen und in Stücke schneiden.

4. Die Zutaten für das Dressing gut vermengen.

5. Apfel-, Orangenscheiben und Karottenstifte in eine große Schüssel geben, Dressing dazugeben und vermischen.

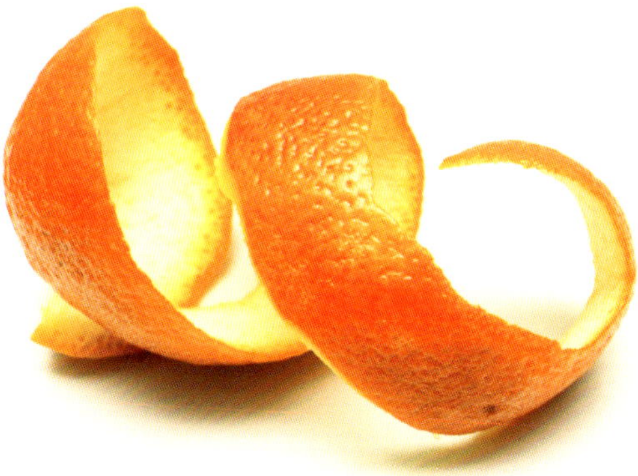

Salate

Etwas aufwendiger

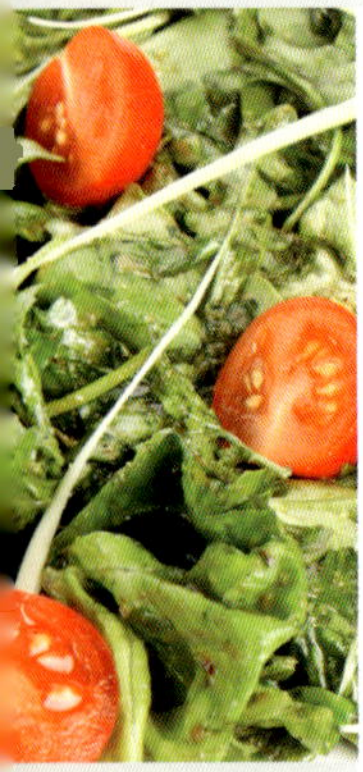

Spinatsalat mit Parmesan

Zutaten für 1 Portion

100 g junger Blattspinat
1 Tomate
20 g Parmesan am Stück
5 Oliven
Für das Dressing
2 EL Olivenöl
1 EL Balsamicoessig
Salz, Pfeffer aus der Mühle

= **ca. 5 g Kohlenhydrate und 340 Kalorien**

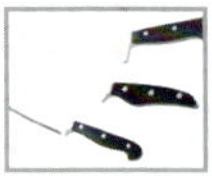

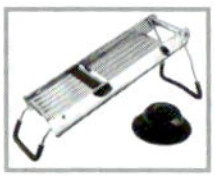

1. Den Spinat putzen und gründlich waschen, in einem Sieb abtropfen lassen.

2. Die Tomate waschen, Stielansatz entfernen und in Viertel schneiden.

3. Parmesan mit der Haushaltsreibe in Streifen raspeln, Oliven in kleine Stücke schneiden.

4. Für das Dressing Olivenöl, Balsamicoessig, Salz und Pfeffer verrühren.

5. Spinat, Tomaten, Parmesan und Oliven mit Dressing vermengen.

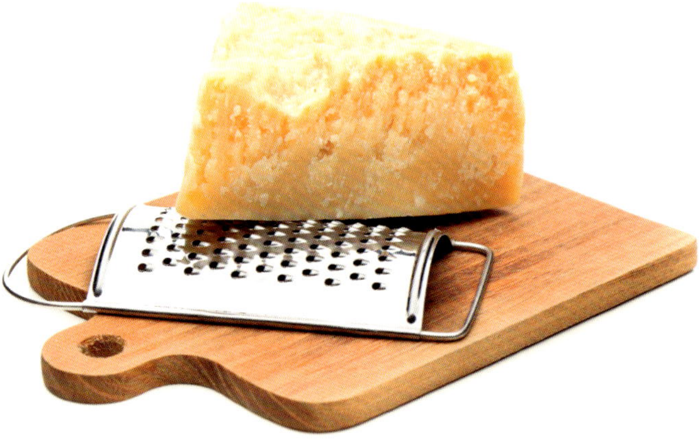

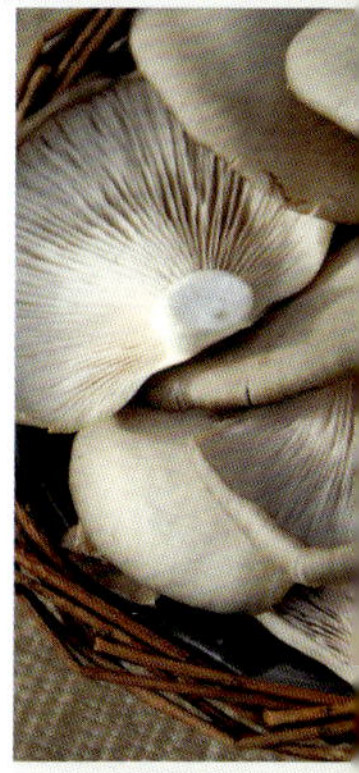

Feldsalat mit Austernpilzen

Zutaten für 1 Portion

100 g Austernpilze
100 g Feldsalat
$^1/_2$ Zwiebel
2 EL Olivenöl
1 Knoblauchzehe
Salz, Pfeffer aus der Mühle
Chilipulver

Für das Dressing

10 ml trockener Weißwein
1 EL Walnussöl
1 EL Balsamicoessig

= **ca. 2 g Kohlenhydrate und 300 Kalorien**

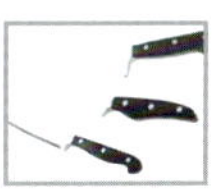 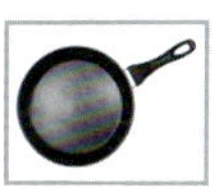

1. Die Austernpilze putzen und etwas kleiner schneiden.

2. Den Feldsalat gründlich waschen, die harten Stiele abzupfen. Den Salat im Sieb abtropfen lassen und bereits auf den Teller geben.

3. Die Zwiebel sehr fein hacken, das Olivenöl in der Pfanne erhitzen und die Zwiebeln darin glasig dünsten. Knoblauchzehe auspressen und in die Pfanne geben. Die Austernpilze dazu und scharf anbraten. Alles mit Salz, Pfeffer und Chilipulver würzen.

4. Die Pilzmischung auf dem Blattsalat verteilen.

5. Für das Dressing Wein in die Pfanne gießen und den Bratensaft unter Rühren lösen, die Sauce mit Walnussöl, Essig, Salz und Pfeffer abschmecken und über den Salat träufeln.

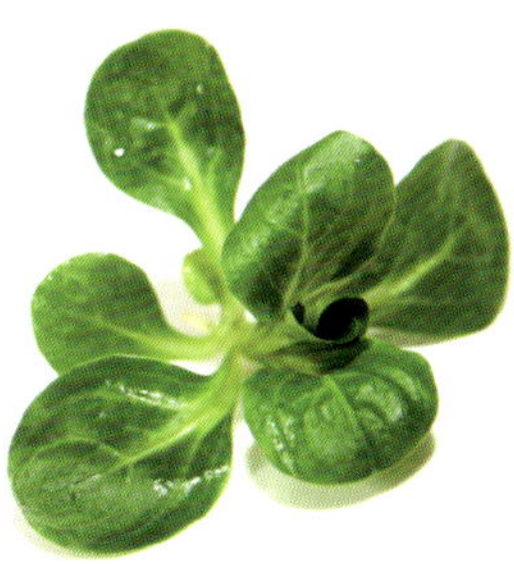

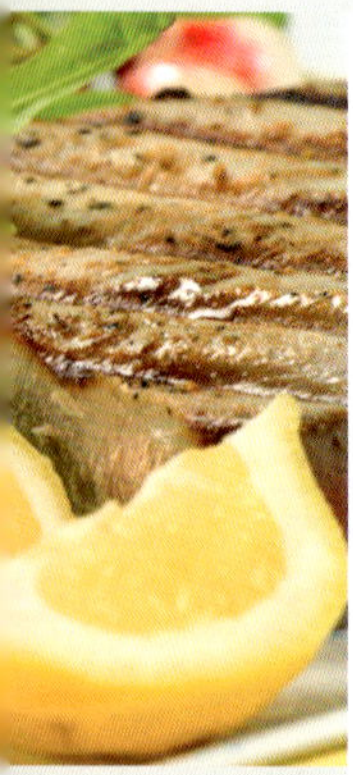

Thunfischsteak mit feinem Rettichcarpaccio

Zutaten für 1 Portion

100 g Thunfischsteak
1 EL Rapsöl
1 großes Stück Rettich, weiß
2 EL Olivenöl
Salz
Pfeffer aus der Mühle
Saft einer halben Zitrone

= **ca. 3 g Kohlenhydrate bei 670 kcal**

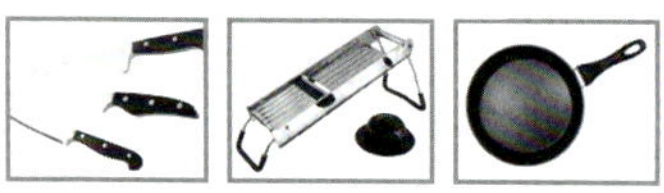

Alternative

Statt Thunfisch können Sie auch Putenbrustfilet oder Rindersteak nehmen.

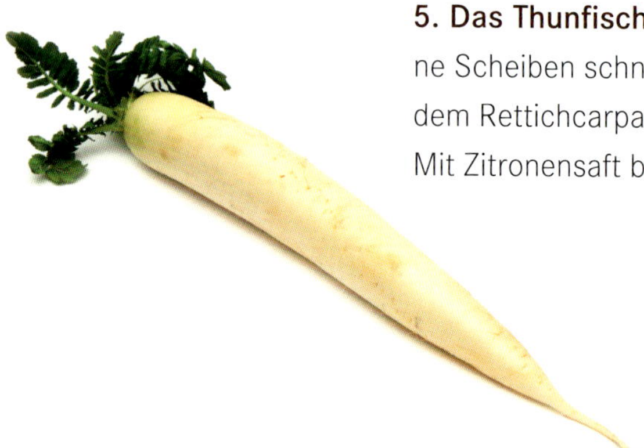

1. Das Thunfischsteak abwaschen, mit Küchenkrepp trocken tupfen und mit Salz und Pfeffer auf beiden Seiten würzen.

2. Das Rapsöl in der Pfanne erhitzen und den Thunfisch 2 Minuten auf beiden Seiten scharf anbraten.

3. Rettich schälen und mit dem Hobel in hauchdünne Scheiben hobeln.

4. Die Rettichscheiben auf dem Teller großflächig verteilen. Leicht salzen und mit Olivenöl und Pfeffer würzen.

5. Das Thunfischsteak in dünne Scheiben schneiden und auf dem Rettichcarpaccio anrichten. Mit Zitronensaft beträufeln.

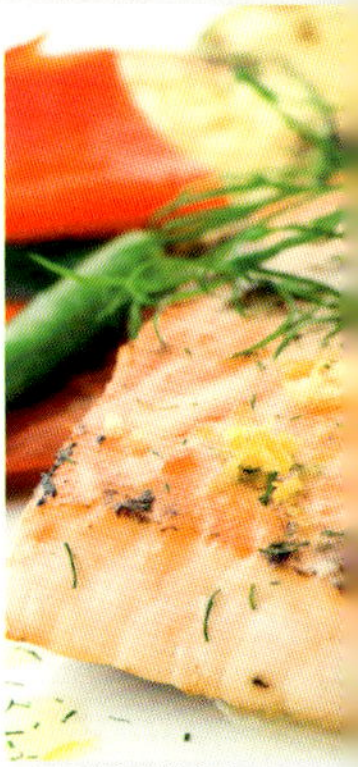

Lachsforellenfilet mit Speck-Bohnen-Gemüse

Zutaten für 1 Portion

1 rote Zwiebel
30 g Speck
250 g grüne Bohnen (Tiefkühltruhe)
2 EL Zitronensaft
Salz
Pfeffer aus der Mühle
1 EL Rapsöl
100 g Lachsforellenfilet mit Haut

= **ca. 10 Kohlenhydrate und 430 Kalorien**

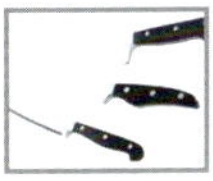
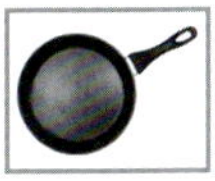

1. Zwiebel schälen und in kleine Würfel schneiden.

2. Speck ebenso in kleine Würfel schneiden und in die heiße beschichtete Pfanne geben. Kurz anbraten, bis die Speckwürfel bräunlich werden. Zwiebeln dazugeben, alles anbraten.

3. Tiefgefrorene Bohnen in die Pfanne geben. Ein paar Minuten den Deckel drauf. Danach offen weiter anbraten. Alles mit Zitronensaft, Salz und Pfeffer würzen.

4. In einer weiteren Pfanne das Rapsöl erhitzen. Das Lachsforellenfilet mit der Haut nach unten 2 Minuten scharf anbraten, dann wenden und nochmal 2 Minuten braten. Mit Zitronensaft, Salz und Pfeffer würzen.

Tipp

Vorsicht: TK-Bohnen nicht zu lange in der Pfanne lassen, sonst werden sie matschig. Sie sind bereits blanchiert, d.h. sie müssen nur noch mit dem Speck und den Zwiebeln heiß werden.

Abendessen

Warm

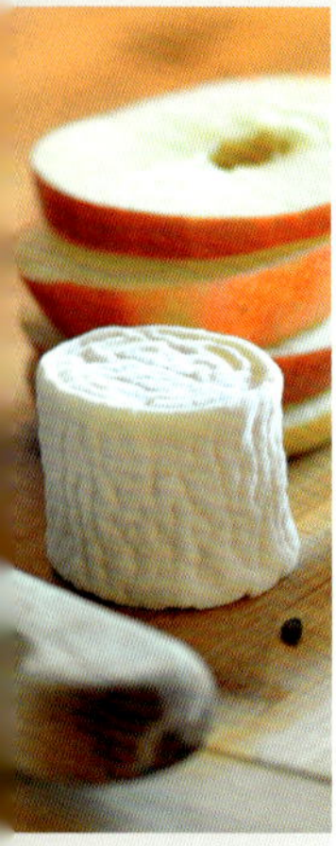

Ziegenrolle auf Karotten-Fenchel-Apfel-Salat

Zutaten für 1 Portion

1 Karotte
$\frac{1}{2}$ Apfel
1 Fenchelknolle
1 EL mittelscharfer Senf
2 EL Olivenöl
2 EL Balsamicoessig
Salz
Pfeffer aus der Mühle
1 Romana Salatherz
1 Scheibe Ziegenkäse (von der Rolle)
1 TL Honig

= **ca. 21 g Kohlenhydrate und 530 Kalorien**

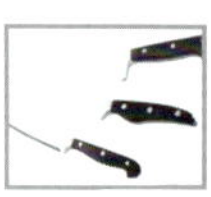
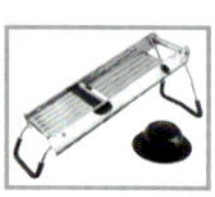
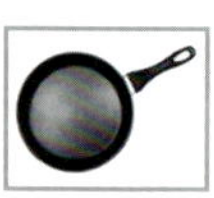

Alternative: Sie können statt Fenchel auch Kohlrabi, Rettich oder Paprika wählen.

Diesen Salat können Sie als Grundlage zu jedem Stück Fleisch oder Fisch nehmen.

1. Karotte schälen und in eine große Schüssel fein hobeln; halben Apfel abreiben und dazu hobeln. Den Fenchelstrunk herausschneiden und $\frac{1}{3}$ der Knolle in die Salatschüssel hobeln.

2. In einem kleinen Glas das Dressing zubereiten. Senf, Olivenöl, Balsamicoessig, Salz und Pfeffer mit einem Schluck Wasser hinein geben. Deckel drauf und kräftig schütteln. Über den Salat geben und einwirken lassen.

3. Das Salatherz in Streifen schneiden, kurz abbrausen und abtropfen lassen. Zu der Karotten-Fenchel-Apfel-Mischung geben.

4. Ziegenkäse in einer heißen Pfanne auf jeder Seite kurz erhitzen, bis der Käse leicht zerläuft und trotzdem eine knusprige Rinde hat.

6. Salat anrichten, Ziegenkäse darauf geben, mit Honig garnieren.

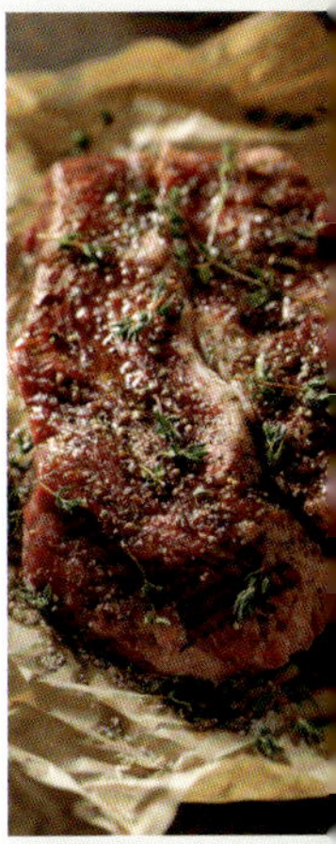

Rindersteak mit mediterranem Gemüse

Zutaten für 1 Portion

1 rote Zwiebel
1 Knoblauchzehe
1 EL Olivenöl
1 mittelgroße Zucchini
2 EL schwarze entkernte Oliven
Salz
Pfeffer aus der Mühle
150 g Rindersteak
kleines Stück Parmesan

= **ca. 10 g Kohlenhydrate und 560 Kalorien**

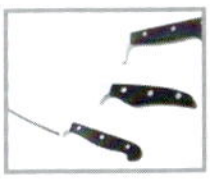

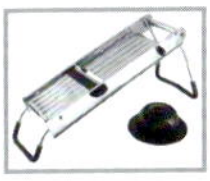

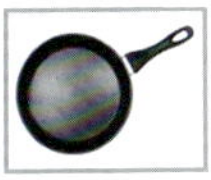

1. Zwiebel und Knoblauch schälen und in kleine Würfel schneiden.

2. Olivenöl in der Pfanne erhitzen und Zwiebeln und Knoblauch darin anbraten.

3. Zucchini waschen und in kleine Stücke schneiden, in die Pfanne geben und bei mittlerer Hitze dünsten.

4. Die Oliven klein hacken und unter das Zucchinigemüse mischen. Mit Salz und Pfeffer würzen.

5. In einer weiteren Pfanne das Rindersteak nach Ihrem Geschmack zubereiten.

6. Gemüse und Steak auf dem Teller anrichten und mit gehobelten Parmesanstreifen garnieren.

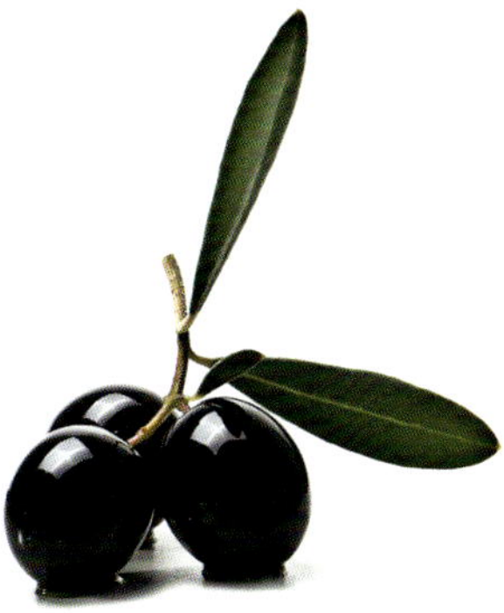

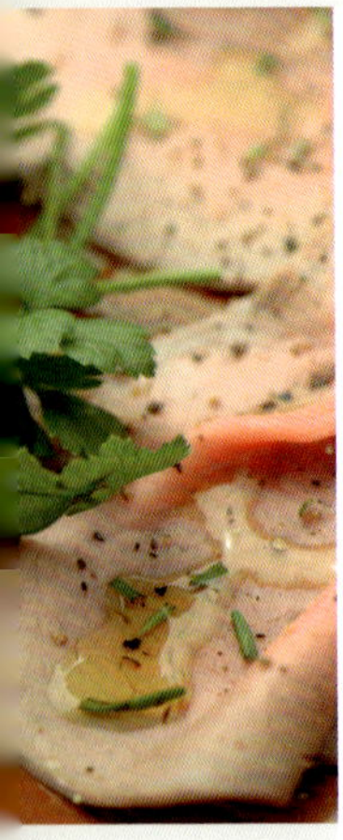

Roastbeef an Papayaschnitzen

Zutaten für 1 Portion

100 g Roastbeef in Scheiben
$\frac{1}{2}$ Papaya
$\frac{1}{2}$ kleine rote Zwiebel
2 TL Olivenöl
1 EL Zitronensaft
Salz
Pfeffer aus der Mühle

= **ca. 6 g Kohlenhydrate und 380 Kalorien**

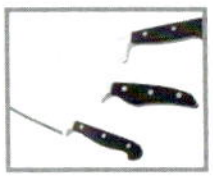

1. **Roastbeefscheiben** auf einem großen Teller anrichten.

2. **Die Papaya schälen,** entkernen und in Spalten schneiden, dann zu den Roastbeefscheiben geben.

3. **Die Zwiebel schälen** und in hauchfeine Würfel schneiden, über Papaya und Roastbeef streuen.

4. **Aus Olivenöl,** Zitronensaft und Salz ein Dressing rühren – darüber geben.

5. **Mit Pfeffer aus** der Mühle würzen.

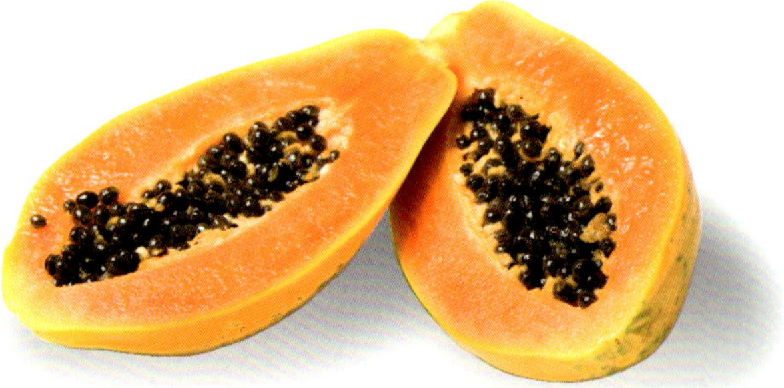

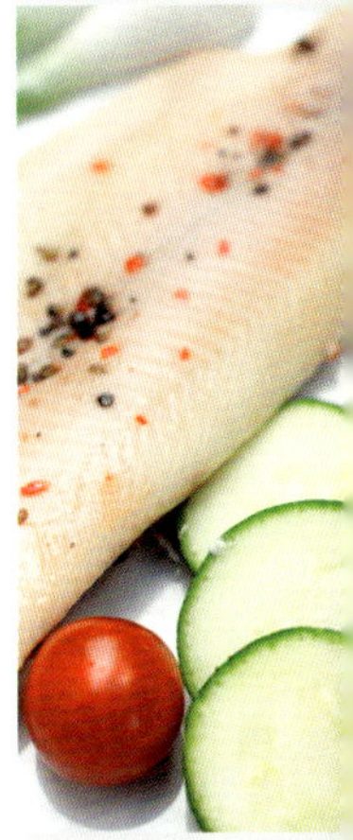

Forelle auf Rote-Beete-Carpaccio

Zutaten für 1 Portion

1 Rote Beete, roh
Zitronensaft
1 EL Olivenöl
Salz
Pfeffer aus der Mühle
1 EL Sahnemeerrettich
125 g geräuchertes Forellenfilet (Packung)

= **ca. 10 g Kohlenhydrate und 320 Kalorien**

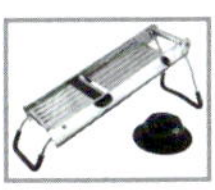

1. **Rote Beete waschen,** unteren Ansatz abschneiden und mit dem Hobel in hauchdünne Scheiben hobeln.

2. **Großflächig auf** dem Teller verteilen.

3. **Mit Zitronensaft,** Olivenöl, Salz und Pfeffer würzen.

4. **Sahnemeerrettich** an den Tellerrand geben und das geräucherte Forellenfilet dazu servieren.

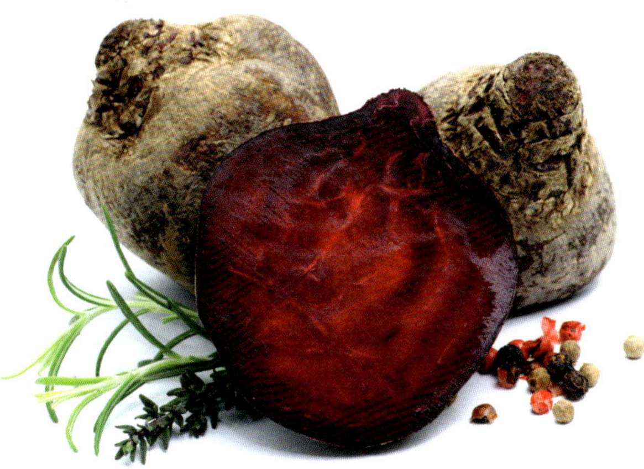

Abendessen

Kalt

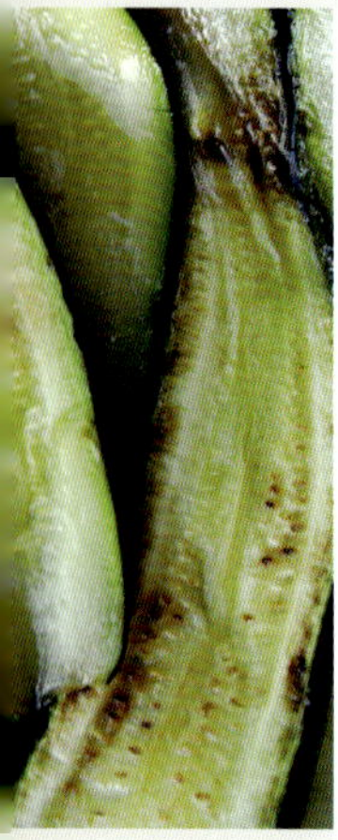

Auberginen-Feta-Happen

Zutaten für 1 Portion

½ Aubergine
½ Päckchen Feta
2 EL Olivenöl
1 EL rotes Pesto
Salz
Pfeffer aus der Mühle

= **ca. 3 g Kohlenhydrate und 370 Kalorien**

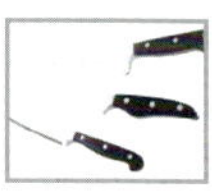
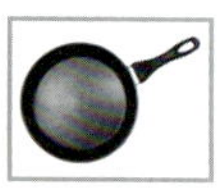

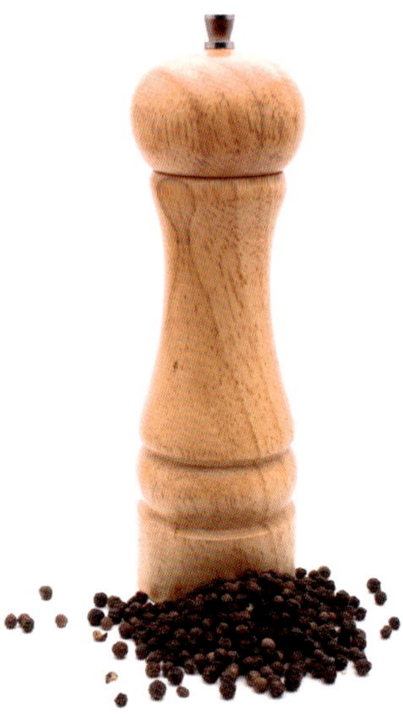

1. Die Aubergine waschen und längs halbieren. Aus einer Hälfte vier fingerdicke Scheiben schneiden.

2. Auberginenscheiben leicht salzen und in Olivenöl auf beiden Seiten drei Minuten anbraten.

3. Den Feta in 8 dünne Scheiben schneiden.

4. Belegen Sie 2 der Auberginenscheiben mit jeweils 4 Fetascheiben, mit etwas rotem Pesto bestreichen und mit den beiden übrigen Auberginenscheiben bedecken.

5. Die Auberginen-Feta-Happen noch weitere Minuten in der Pfanne lassen, bis der Feta leicht zerlaufen und warm ist.

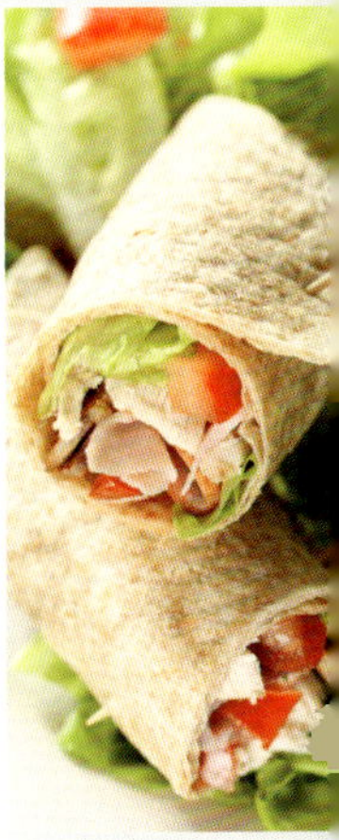

Thunfischwrap

Zutaten für 1 Portion

1 Tortilla Wrap (aus 8er-Packung im Supermarkt – mexikanische Abteilung)
1 EL saure Sahne
3 Salatblätter
2 Cocktailtomaten
½ Dose Thunfisch im eigenen Saft
Salz und Pfeffer

= **ca. 30 g Kohlenhydrate bei 270 kcal**

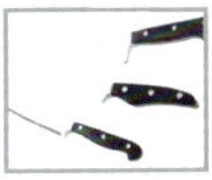

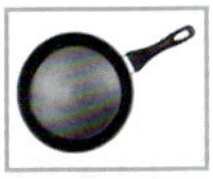

Alternativen zum Thunfisch: Gebratene Hühnchenbrust in Scheiben.

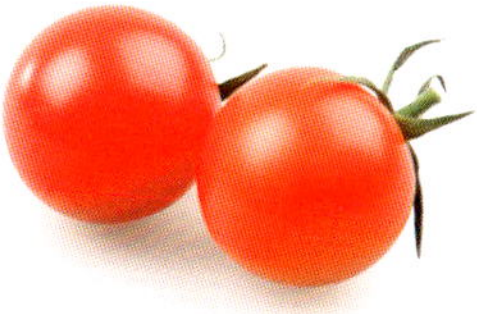

1. Den Wrap – mexikanischer Pfannkuchen – in einer beschichteten, heißen Pfanne ohne Öl für 2 Minuten erwärmen. Alternativ geht auch die Mikrowelle.

2. Aus der Pfanne heraus nehmen und mit saurer Sahne bestreichen.

3. Die Salatblätter waschen und abtrocknen, grob zerkleinern und auf den Wrap geben.

4. Tomaten in Scheiben schneiden und mit dem Thunfisch auf dem ganzen Wrap verteilen.

5. Mit Salz und Pfeffer würzen.

6. Den Wrap einrollen und in der Hälfte durchschneiden.

7. Für unterwegs einfach in Butterbrotpapier oder Alufolie wickeln.

Dips

... von Avocado bis Thunfisch

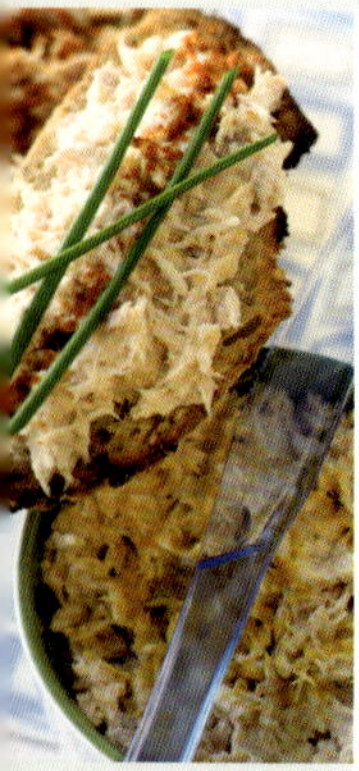

Thunfischdip

Zutaten für 1 Portion

100 g Quark (Halbfettstufe)
100 g Naturjoghurt
1 Dose Thunfisch im eigenen Saft
Zitronensaft
1 EL Olivenöl
Salz, Pfeffer aus der Mühle

= **ca. 10 g Kohlenhydrate und 520 Kalorien**

1. Quark und Naturjoghurt in einen Rührbecher geben. Thunfisch ohne Saft, Olivenöl und Zitronensaft dazugeben.

2. Mit dem Pürierstab kurz pürieren. Mit Salz und Pfeffer abschmecken.

Karotten, Paprika, Kohlrabi oder Salatgurke – in mundgerechte Sticks geschnitten – eignen sich hervorragend zum Dippen.

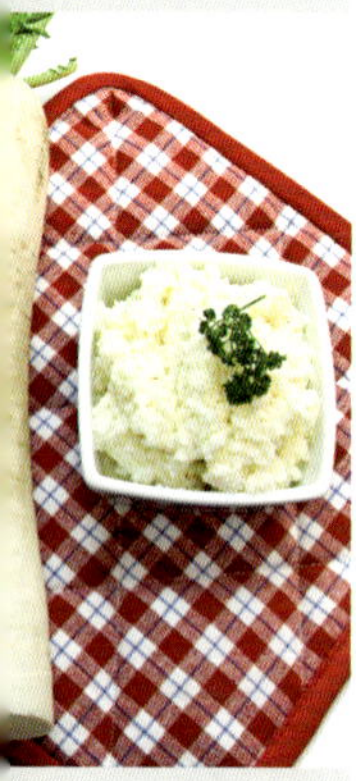

Meerrettichdip

Zutaten für 1 Portion

$\frac{1}{4}$ säuerlicher Apfel
100 g Quark (Halbfettstufe)
100 g Naturjoghurt
1 TL Meerrettich
Zitronensaft
Salz, Pfeffer aus der Mühle

= **ca. 11 g Kohlenhydrate bei 180 kcal**

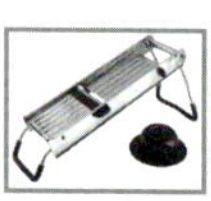

1. Das Apfelviertel in eine Schüssel reiben. Quark und Naturjoghurt unterrühren.

2. Geriebenen Meerrettich aus dem Glas dazugeben. Mit Zitronensaft, Salz und Pfeffer abschmecken.

Für einen intensiveren Geschmack! Verfeinern Sie Ihre Dips mit 1 Teelöffel Pesto aus dem Glas oder mit Kapern.

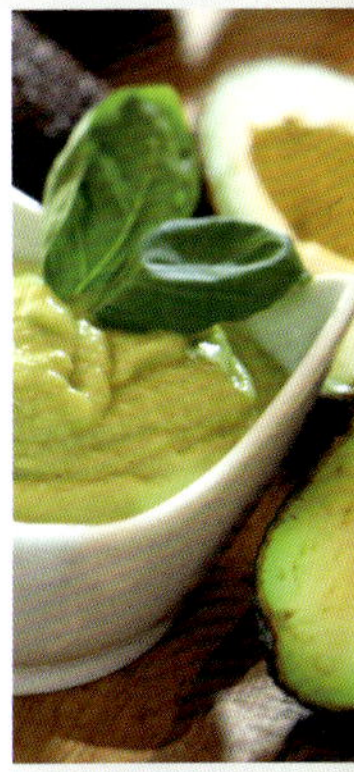

Avocadodip

Zutaten für 1 Portion

1 reife Avocado
1 kleine Knoblauchzehe
Zitronensaft
Salz, Pfeffer aus der Mühle

= **ca. 3 g Kohlenhydrate und 450 Kalorien**

1. Die Avocado halbieren, den Kern entnehmen und das Fruchtfleisch in einen Rührbecher füllen. Die Knoblauchzehe schälen und halbiert zur Avocado geben.

2. Alles mit dem Pürierstab cremig rühren. Mit Zitronensaft, Salz und Pfeffer abschmecken.

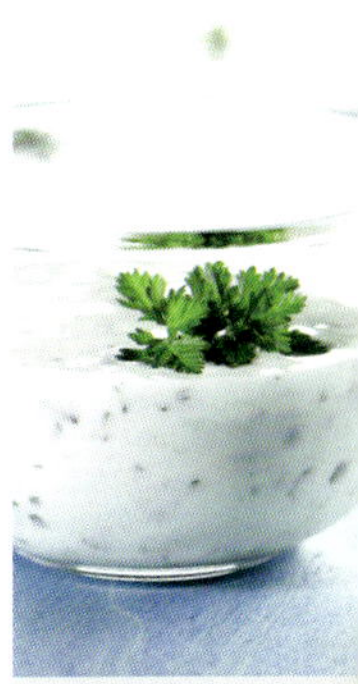

Oliven-Kräuter-Quark

Zutaten für 1 Portion

1 Knoblauchzehe
3 EL schwarze entkernte Oliven
3 EL Kräutermix (aus der Tiefkühltruhe) mit Petersilie
250 g Quark (Halbfettstufe)
Zitronensaft
Salz, Pfeffer aus der Mühle

= **ca. 14 g Kohlenhydrate und 440 Kalorien**

1. Knoblauchzehe schälen und halbieren, mit Oliven und Kräutern in den Pürierbecher geben.

2. Quark dazu und kurz mit dem Pürierstab vermengen. Mit Zitronensaft, Salz und Pfeffer aus der Mühle abschmecken.

Ah!

Wussten Sie schon?
Bereits im Altertum sagte man der unscheinbaren Petersilie liebesberauschende Kräfte nach.

Candle-Light-Dinner

Love Food for two

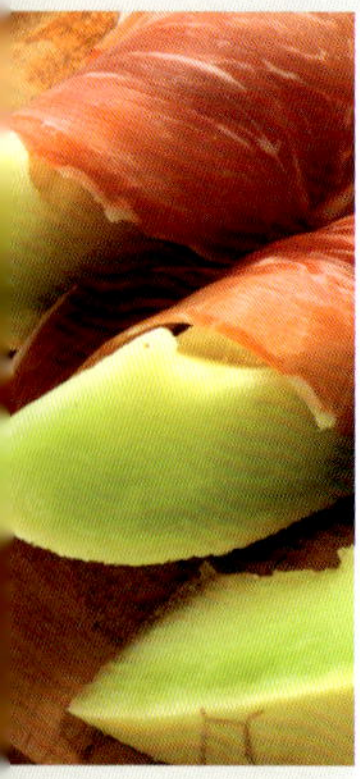

Prosciutto di parma con melone

Zutaten für 2 Portionen

½ Galia- oder Netzmelone
100 g Parmaschinken
etwas Zitronensaft, Pfeffer

= **ca. 13 g Kohlenhydrate und 115 Kalorien**

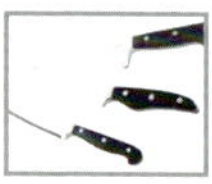

1. Melone entkernen, in acht dünne Schiffchen schneiden und das Fruchtfleisch von der Schale lösen. Jede Scheibe mit 1 bis 2 Schinkenscheiben umwickeln.

3. Je vier Melonen-Schinken-Schiffchen pro Teller anrichten und mit etwas Zitronensaft und Pfeffer würzen.

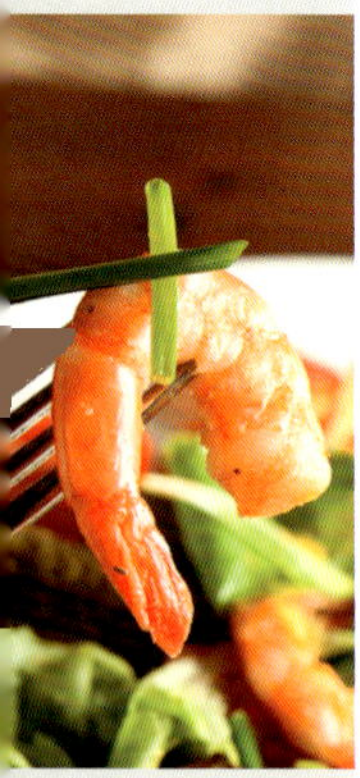

Insalata con scampi e chili

Zutaten für 2 Portionen

1 Romana Salatherz
1 Karotte
6 Cocktailtomaten
10 Garnelen
1 Msp. Chilipulver
4 EL Olivenöl
2 EL Balsamicoessig
Salz, Pfeffer aus der Mühle

= **ca. 2 g Kohlenhydrate und 290 Kalorien**

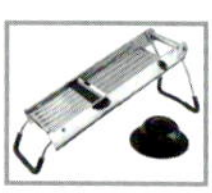
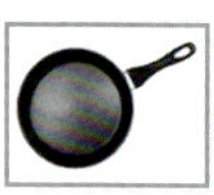

1. Den Salat waschen und klein geschnitten auf beide Teller verteilen. Die Karotte schälen und darüber raspeln. Die Cocktailtomaten halbieren und auf dem Tellerrand anrichten.

2. In einer Pfanne 2 Esslöffel Olivenöl und Chilipulver erhitzen, die Garnelen dazugeben und auf beiden Seiten rosa anbraten.

3. Aus 2 Esslöffel Olivenöl, Essig, Salz und Pfeffer ein Dressing anrühren, über den Salat träufeln. Die warmen Garnelen auf den Salat geben und sofort servieren.

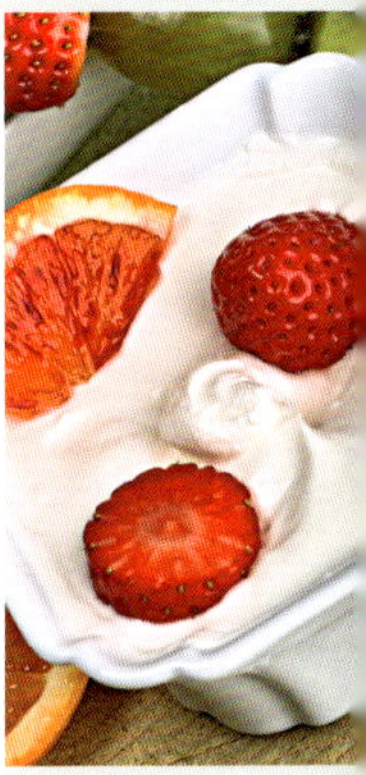

Crema di mascarpone con fragole

Zutaten für 2 Portionen

100 g Quark (Halbfettstufe)
50 g Mascarpone
1 Päckchen Vanillezucker
1 TL Zitronensaft
100 ml Sahne
200 g Erdbeeren
2 TL gehackte Pistazien

= **ca. 19 g Kohlenhydrate und 300 Kalorien**

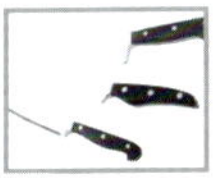

Die Zutaten sind jeweils für zwei Personen berechnet, die Kohlenhydrat- und Kalorienangaben beziehen sich auf eine Portion.

1. Die Erdbeeren waschen, den Strunk entfernen. Danach die Beeren vierteln, den Vanillezucker darüber streuen und kurz ziehen lassen.

2. In einer Schüssel Quark, Mascarpone und Zitronensaft miteinander verrühren.

3. Die Sahne steif schlagen und unter die Quark-Mascarpone-Creme heben.

4. Die Erdbeeren in kleine Schälchen verteilen (4 Erdbeeren zur Dekoration beiseite legen) und die Creme darüber geben. Je 2 Erdbeerstücke oben auf legen und mit den gehackten Pistazien bestreuen.

Tipp

Bereiten Sie die Salatteller (ohne Dressing) bereits vor, dann müssen Sie während des Candle-Light-Dinners nur drei Minuten in der Küche verschwinden, um die Garnelen anzubraten.

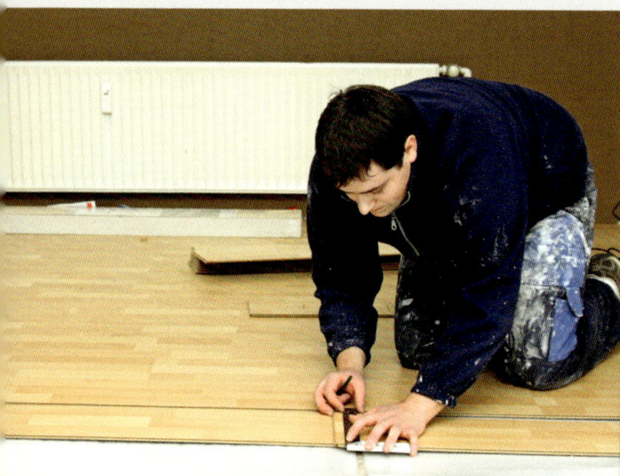
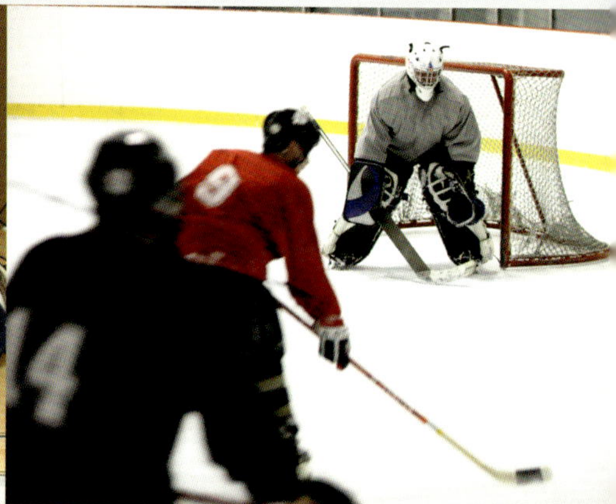
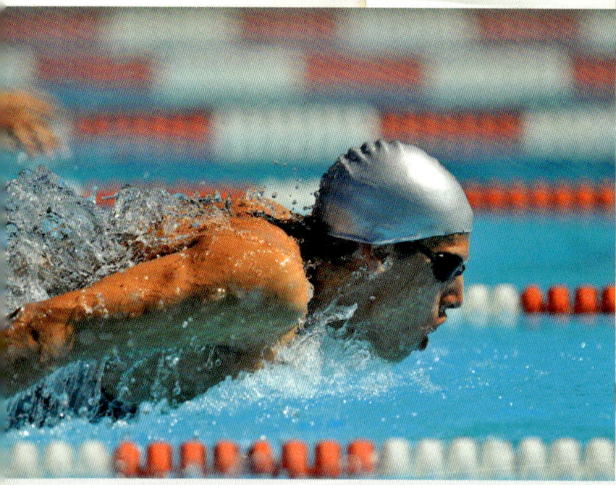
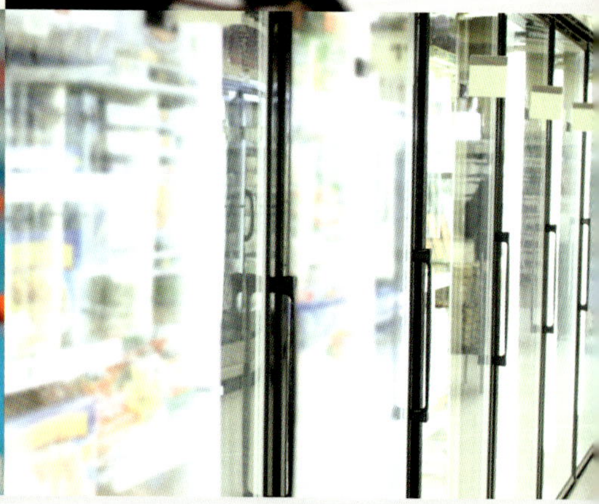

Service

Kalorienverbrauch

Bei Sport- und Freizeitaktivitäten

Kalorienverbrauch pro 15 Minuten

Berechnet auf unterschiedliches Körpergewicht

Sport- und Freizeitaktivität	Gewicht 80 Kilo	Gewicht 90 Kilo
Badminton	90	102
Basketball	160	180
Beachvolleyball	160	180
Bergsteigen	140	158
Bergwandern (mit Gepäck ab 10 kg)	170	192
Bergwandern (ohne Gepäck)	140	158
Bogenschießen	70	79
Boxen (Punching-Ball)	120	135
Boxen (Wettkampf)	240	270
Eishockey	160	180
Fechten	120	135
Fußball (Hobby)	140	158
Fußball (Wettkampf)	200	225
Gewichtheben (Freihantel, Bodybuilding)	120	135
Golf	90	102
Gymnastik	80	90
Handball	240	270
Inlineskaten	240	270
Joggen	140	158
Judo	200	225
Kanu fahren	80	90
Karate	200	225

Gewicht 100 Kilo	Gewicht 110 Kilo
113	124
200	220
200	220
175	193
213	234
175	193
88	97
150	165
300	330
200	220
150	165
175	193
250	275
150	165
113	124
100	110
300	330
300	330
175	193
250	275
100	110
250	275

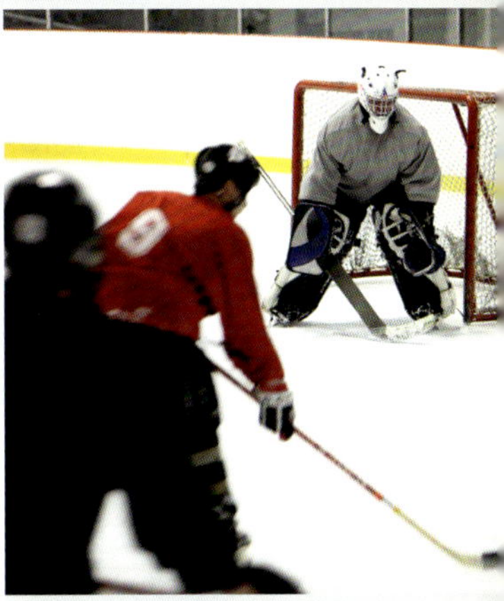

Diese Daten sind entnommen aus dem ARD-Kalorienrechner in Zusammenarbeit mit der Deutschen Sporthochschule Köln: http://web.ard.de/ratgeber

Kalorienverbrauch

Bei Sport- und Freizeitaktivitäten

Sport- und Freizeitaktivität	Gewicht 80 Kilo	Gewicht 90 Kilo
Kegeln/Bowling	60	68
Minigolf	60	68
Mountainbiken	170	192
Nordic Walking	154	174
Nordic Walking (4 km/h)	60	68
Nordic Walking (8 km/h)	160	180
Pilates	70	79
Radfahren (Ergometer 150 Watt)	140	158
Radfahren (Ergometer 250 Watt)	250	282
Radfahren (15 km/h)	80	90
Radfahren (25 km/h)	200	225
Reiten (Trab)	130	147
Ringen	120	135
Rodeln	140	158
Rudern	140	158
Schlittschuhlaufen	110	124
Schwimmen (Brust)	200	225
Schwimmen (Kraulen)	160	180
Segeln	60	68
Seilspringen	200	225
Skialpin	100	113
Skilanglauf	140	158
Snowboard	100	113
Spazierengehen	60	68
Squash	240	270

Gewicht 100 Kilo	Gewicht 110 Kilo
75	83
75	83
213	234
193	212
75	83
200	220
88	97
175	193
313	344
100	110
250	275
163	179
150	165
175	193
175	193
138	152
250	275
200	220
75	83
250	275
125	138
175	193
125	138
75	83
300	330

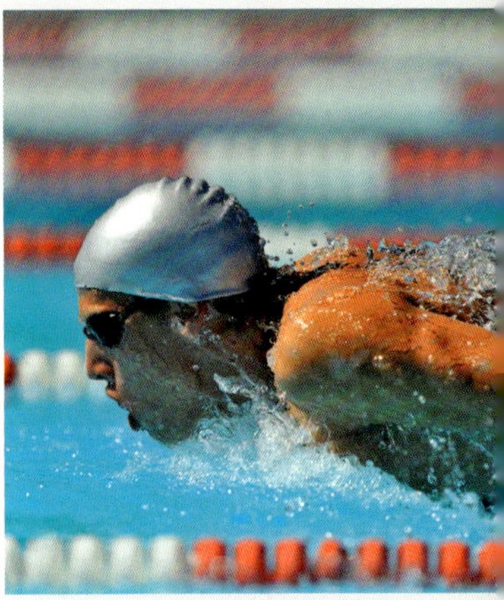

Kalorienverbrauch pro 15 Minuten bei Sport- und Freizeitaktivitäten

Kalorienverbrauch

Bei Sport- und Freizeitaktivitäten

Sport- und Freizeitaktivität	Gewicht 80 Kilo	Gewicht 90 Kilo
Surfen	60	68
Taekwondo	200	225
Tai-Chi	80	90
Tanzen (allgemein)	90	102
Tauchen	140	158
Tennis	140	158
Volleyball (Hobby)	80	90
Volleyball (Wettkampf)	160	180
Wandern	140	158
Wasserski	120	135
Yoga	50	57

Kalorienverbrauch pro 15 Minuten

Bei Haushaltstätigkeiten, berechnet auf unterschiedliches Körpergewicht

Haushaltstätigkeit	Gewicht 80 Kilo	Gewicht 90 Kilo
Einkaufen (zu Fuß)	46	52
Gartenarbeit (Spatenarbeit)	100	113
Heimwerken	60	68
Holzhacken	120	135
Kochen	50	57
Putzen/Staubsaugen	70	79
Rasen mähen	110	124
Renovieren (Boden legen)	90	102
Spülmaschine ein- und ausräumen	50	57

Gewicht 100 Kilo	Gewicht 110 Kilo
75	83
250	275
100	110
113	124
175	193
175	193
100	110
200	220
175	193
150	165
63	69

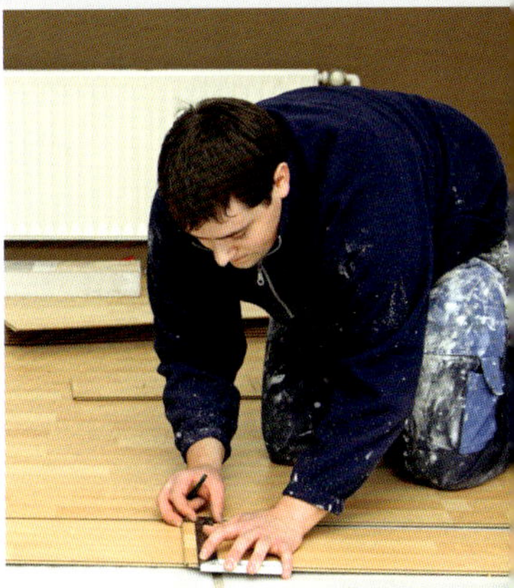

Diese Daten sind entnommen aus dem ARD-Kalorienrechner in Zusammenarbeit mit der Deutschen Sporthochschule Köln: http://web.ard.de/ratgeber

Gewicht 100 Kilo	Gewicht 110 Kilo
58	64
125	138
75	83
150	165
63	69
88	97
138	152
113	124
63	69

Kohlenhydratmenge

In Lebensmitteln

Welche Lebensmittel liefern wie viele Kohlenhydrate?

Lebensmittel	Menge	Kohlenhydrat-gehalt
Nudeln	60 g (= 150 g gek.)	46 g
Hirse	60 g (= 150 g gek.)	41 g
Mais	60 g	39 g
Reis	50 g (= 150 g gek.)	35 g
Vollkornbrötchen	1 Stück (60 g)	26 g
Brötchen (weiß)	1 Stück (60 g)	26 g
Weißbrot	1 Scheibe (45 g)	22 g
Vollkornbrot	1 Scheibe (50 g)	19 g
Kartoffeln	150 g	21 g
Fruchtsäfte (Apfel- u. Orangensaft)	200 ml	18 g bis 22 g
Obst – zuckerreich: Banane, Mango, Ananas, Trauben, Kirschen etc.	150 g	ab 15 g bis 32 g
Milch, Joghurt, Quark und Kokosmilch (ungezuckert)	150 g	6 g bis 7 g
Hülsenfrüchte gegart (Linsen, Bohnen, Erbsen, Sojabohnen, Kichererbsen)	150 g	5 g bis 25 g
Obst – zuckerarm: Zitrusfrüchte, Apfel, Birne, Beerenobst, Melone, Papaya, Kiwi etc.	150 g	4 g bis 15 g
Gemüse, Salat und Pilze	150 g	1 g bis 10 g
Nüsse, Kerne	20 g	< 2 g
Frischkäse, Sahne, saure Sahne	1 EL (20 g)	< 1 g
Eier, Fisch, Meerestiere, Käse, Fleisch, Wurst, Fette und Öle	pro Portion	< 1 g

Quelle: Die LOGI-Akademie. Franca Mangiameli, Systemed Verlag

Sie möchten es genauer wissen?

Worte wie »Portionsgröße« und »übliche Verzehrsmenge« sind von Mensch zu Mensch sehr unterschiedlich. Eine Scheibe Brot kann daumendick oder hauchdünn geschnitten sein. Ein Pastateller kann als XL-Variante oder in italienischer »primi piatti«-Größe auf dem Tisch stehen. Natürlich liefert die daumendicke Scheibe Brot oder der große Pastateller schnell doppelt so viele Kohlenhydrate wie die kleinen Portionsgrößen.

Bekommen Sie ein Gefühl für Ihre persönliche »übliche Verzehrsmenge«

Wenn Sie Ihren ganz persönlichen Kohlenhydratfallen auf die Schliche kommen möchten, dann empfiehlt es sich, dass Sie Ihre individuelle »übliche Verzehrsmenge« besser kennen lernen. So bekommen Sie den Überblick:

1. Wählen Sie Ihr Lieblingsgericht, in dem Sie viele Kohlenhydrate vermuten und das mehrmals die Woche bei Ihnen auf den Tisch kommt.

2. Stellen Sie einmal Küchenwaage und Notizpapier bereit und wiegen Sie Ihre tatsächliche Menge an Nudeln, Brot, Reis etc. und notieren Sie sich die Grammangabe.

3. Anhand einer Nährwerttabelle erfahren Sie die Kohlenhydratmenge, die sich in 100 Gramm des Lebensmittels befinden. Nun rechnen Sie die Menge auf Ihre individuelle Portionsgröße um.

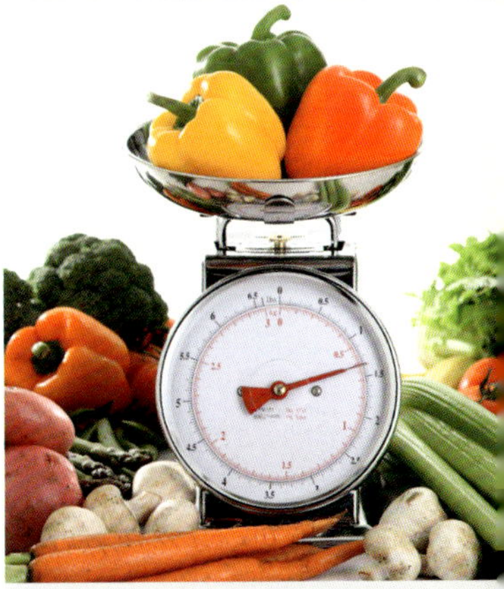

Nährwerttabellen finden sich im Internet, z. B. »Nährwertrechner Uni Hohenheim«, im Buchhandel und mittlerweile auch als App für Ihr Handy.

Unsere Empfehlung

LOGI-Guide
Franca Mangiameli
Dr. Nicolai Worm
ISBN 978-3-927372-28-3
systemed Verlag

Die nötige Ausstattung

Das sollte stets im Haus sein

Das »Must-Have«

Mit diesen Vorräten und Geräten im Haus sind Sie für die Ernährungsfallen, die im Alltag auf Sie lauern, gut gerüstet.

Haken Sie ab, was Sie bereits haben und schreiben Sie sich dann einen Einkaufszettel mit den noch fehlenden Dingen.

KÜHLSCHRANK

- Naturjoghurt ☐
- Quark ☐
- Milch ☐
- frisches Obst ☐
- Gefülltes Gemüsefach (Tomaten, Radieschen, Gurke, Paprika) ☐
- Schinken ☐
- Hüttenkäse ☐
- Kräuterquark ☐
- Parmesan ☐
- Mozzarella ☐
- Feta ☐
- Zitrone ☐
- Agavendicksaft ☐
- Sahne ☐
- Eier ☐
- Butter ☐
- Leinöl ☐
- Pesto ☐
- Senf ☐
- Ingwer ☐
- Avocado ☐

GEFRIERSCHRANK

- TK-Brokkoli ☐
- TK-Erbsen ☐
- TK-Bohnen ☐
- TK-Spinat ☐
- TK-Mix-Gemüse ☐
- TK-Fischfilet natur ☐
- TK-Kräuter ☐
- TK-Beeren ☐

KÜCHENHELFER

- Küchenmesser ☐
- Pürierstab ☐
- Küchenhobel ☐
- beschichtete Pfanne ☐
- Portionsbox für Gefriertruhe ☐
- Frischhaltefolie ☐
- Obst- und Gemüsebox ☐
- Gemüseschaber ☐
- Taschenmesser ☐
- Wasserflasche ☐
- Wasserkaraffe ☐
- Lupe ☐

VORRATSSCHRANK

- Thunfisch natur ☐
- Kichererbsen ☐
- Rote Linsen ☐
- Kidneybohnen in der Dose ☐
- Zartbitterschokolade (80 %) ☐
- Fisch in Tomatensauce ☐
- Salami im Frischepack ☐
- Olivenöl ☐
- Brotaufstriche ☐
- Balsamico ☐
- Fruchtaufstrich ☐
- Nüsse ☐
- Oliven ☐
- Fruchtriegel ☐
- Salz, Pfeffer ☐
- Gewürze ☐
- Studentenfutter ☐
- Tomaten i. d. Dose ☐
- gemahlene Mandeln ☐
- getrocknete Tomaten ☐
- getrocknete Früchte ☐
- Vollkornbrot, abgepackt ☐
- Kaffee ☐
- Kichererbsenmehl ☐
- Mandeln ☐
- Pistazien ☐
- Kaugummi ☐
- Honig ☐
- Rapsöl ☐

Bildnachweis

© istockphoto 32: Ivan Ivanov; 40: Ines Koleva; 46: Joachim Angeltun; 38: Dirk Rietschel; 50, 54: TommL; 63: mehmet torlak; 84: esemelwe; 89: Michael Bodmann; Elena Elisseeva; 107: Burwell and Burwell Photography; 114, 137: Lauri Patterson; 134: Bochkarev Photography; 141: Lauri Patterson; 146: fred goldstein; 155: Skip ODonnell; **© Fotolia** 2: Alessia Epp; 3: Ivonne Wierink; 4: Henry Schmitt; robynmac; 5: Imre Forgo; 6: Esther Hildebrandt; Kzenon; Lucky Dragon; 7: ArtmannWitte; Franz Pfluegl; 7, 34: philipus; 8, 15: sil007; 8, 20: Fotolia V; 8, 34: digerati; 10: Wojciech Gajda; emmi; 11: Galina Barskaya; 12: BVDC; LE image; 14: Jason Stitt; JC; 17: Anthony Leopold; 19: seen; 21: ostromec; 23: Alexander Raths; 24: Excalibur; 25: mika68; 27: DN; 29: Tomas Skopal; 31: Sunny Images; HLPhoto; Birgit Reitz-Hofmann; robynmac; 32: Torsten Schon; i love images; 33: Alterfalter; 36, 40: Nina Bannemann; 36, 41: Quade; 36, 46: lilufoto; 36, 48: pressmaster; 38: Dusan Zidar; Anchels; 39: Sergej Seemann; 40: helix; 42: PeJo; chris32m; 43: anweber; Jörg Beuge; bluesky6867; 44: Daorson; WavebreakMediaMicro; 45: Andreas F.; 46: dhisas; 47: Christian Jung; 48: womue; 49: yellowj; 50, 60: lye; 50, 64: Luiz Carlos; 50, 79: Infinite XX; 52: Studiotouch; Thaut Images; 53: flier de; 54: Olga Nayashkova; 55: sil007; 56: ParisPhoto; Luftbildfotograf; 57: Dmytro Tolokonov; ExQuisine; 58: Bernd Jürgens; Simon Coste; 59: cantor pannatto; 60: Reni; 61: Lucky Dragon; 62: JULA; Tomas Skopal; 64: robert paul; 65: Silveryil; 66: Martina Berg; Betons; 67: FOOD-images; 68: Lucky Dragon; Dominique LUZY; 69: Fotolia X; 70: Daniel Fuhr; Andreas Haertle; 71: legaa; 72: DD. ; Kzenon; 73: Douglas Freer; 74: Kramografie; arsdigital.de; 75: Maksim Shebeko; 76: Frofoto; Alexander Rochau; 77: sil007; 78: Forgiss; chris-m; 80, 88: Jan Schuler; 80, 89: Bartlomiej Nowak; 80, 92: Prodakszyn; Yantra; 82: Charlotte Erpenbeck; Viktor; herbertfrost; 83: Olivier Tuffé; 84: Doc RaBe; 85: seandnad; 86: Ewa Brozek; olly; 87: FotoLyriX; 88: DanielaEvaSchneider; 90: Pixelspieler; Petra Eckerl; 91: sil007; 93: anselme; 94: Emil Durov; styleuneed; 95: Andrey Saprykin; 98: sil007; Christian Jung; 99: duckie66; 100: VRD; Thomas Brugger; 101: imago13; 102: racamani; Goos_Lar; 103: Brebca; Oleksii Sagitov; 104: Ideenkoch; Pavel Losevsky; 105: Doc RaBe; Birgit Reitz-Hofmann; 106: RRF; Isabelle Barthe; 108: Stefan Redel; Monkey Business; 109: FotoLyriX; Teamarbeit; 110: Dalmatin.o; Marina Kovalskaya; 111: volff; 112: Mark Stout; Franz Pfluegl; 113: Foto66; UMA; Rob Stark; sil007; 114, 145: Nessi; 114, 132: Maksim Shebeko; 114, 119: Doris Heinrichs; 116 Rob Stark; 117: Lucky Dragon; 118 et al.: Daniel Vöckler; 119: Thomas Nitz; 120 et al.: Noam; 121: Herby (Herbert) Me; 122: Marina Lohrbach; Alex Smith; 123: HLPhoto; Swetlana Wall; 124: Light Impression; Denis Tabler; 125: Quade; Nikolay Petkov; 126: HLPhoto; Dionisvera; 127: Olga Nayashkova; Andrzej Tokarski; 128: Matt Pickett; gl0ck; 129: Liv Friis-larsen; Cogipix; 130: Comugnero Silvana; eyewave; 131: Olena Pantiukh; Ginger; 132: unpict; 133: petrabarz; Christian Jung; 134: felinda; 135: HLPhoto; 136: Stefani Brügge; 137: Angel Simon; 138: Marzia Giacobbe; eyewave; 139: andystjohn; Christian Jung; 140: Tom LiMa; Camabs; 141: Ute Schwendt; 142: FOOD-images; creative studio; 143: Torsten Schon; dailyfood; 144: Comugnero Silvana; Francesco83; 146, 153: Klaus-Peter Adler; 146, 151: Christophe Schmid; 146, 149: Dreef; **© privat** 2: Thomas Wilhelmi

Impressum

Idee, Konzept und Inhalt: Barbara Gassert und Petra Linné, München
Producing: Josef K. Pöllath, Dachau
Bildredaktion, DTP/Grafik und Realisation: Lydia Kühn, Aix-en-Provence, Frankreich
Umschlag und Layout: x-Design, Manuela Hutschenreiter und Christian Weiß, München
Umschlagabbildung: jupiterimages/Goodshoot (RF)
Druck: Griebsch & Rochol, Hamm

ISBN 978-3-927372-82-5